临床专科护理与
——护理管理——

主编 郭玉艳 纪琳琳 彭 娟 仝 粉 王伟华

U0223811

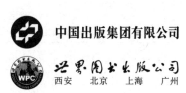

中国出版集团有限公司

世界图书出版公司
西安 北京 上海 广州

图书在版编目（CIP）数据

临床专科护理与护理管理/郭玉艳等主编.—西安：
世界图书出版西安有限公司，2023.11
ISBN 978-7-5232-0507-5

Ⅰ.①临… Ⅱ.①郭… Ⅲ.①护理学 Ⅳ.①R47

中国国家版本馆CIP数据核字（2024）第000704号

书　　名	**临床专科护理与护理管理**
	LINCHUANG ZHUANKE HULI YU HULI GUANLI
主　　编	郭玉艳　纪琳琳　彭　娟　仝　粉　王伟华
责任编辑	张　丹
装帧设计	济南睿诚文化发展有限公司
出版发行	**世界图书出版西安有限公司**
地　　址	西安市雁塔区曲江新区汇新路355号
邮　　编	710061
电　　话	029-87214941　029-87233647（市场营销部）
	029-87234767（总编室）
经　　销	全国各地新华书店
印　　刷	山东麦德森文化传媒有限公司
开　　本	787mm×1092mm　1/16
印　　张	11
字　　数	215千字
版次印次	2023年11月第1版　2023年11月第1次印刷
国际书号	ISBN 978-7-5232-0507-5
定　　价	128.00元

编委会

◎ **主　编**

郭玉艳　纪琳琳　彭　娟　仝　粉

王伟华

◎ **副主编**

李乐乐　李常荣　张争粉　陈艳艳

侯红蓉　李　丽　王训文

◎ **编　委**（按姓氏笔画排序）

王训文（湖北医药学院附属襄阳市第一人民医院）

王伟华（昌乐齐城中医院）

龙　璇（枣庄市立医院）

仝　粉（菏泽市第六人民医院）

纪琳琳（聊城市眼科医院）

李　丽（湖北医药学院附属襄阳市第一人民医院）

李乐乐（聊城市人民医院）

李雪霞（滨州市立医院）

李常荣（泰安市中医医院）

张争粉（山东中医药大学附属医院）

陈艳艳（新疆医科大学附属肿瘤医院）

罗　超（武汉大学人民医院）

侯红蓉（山东阳光融和医院）

郭玉艳（聊城市第二人民医院）

彭　娟（临清市人民医院）

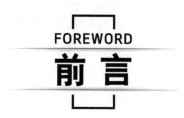

前言

随着医学模式的转变，卫生事业改革不断深入，人们对健康的需求不断提高，护理的理念也在不断更新和发展。护理人员只有坚持整体护理、以人为本、优质护理的服务理念，从人的"基本需要"出发，实行人性化、个性化的护理服务，在技术上追求精益求精，服务上追求尽善尽美，信誉上追求真诚可靠，才能打造护理服务品牌，不断提高护理服务质量，提高患者的满意度。

在当今护理理念的指导下，护理人员应以服务对象为中心，根据其需要和特点，提供包含服务对象生理、心理、社会等多方面的帮助和照顾，解决患者的健康问题。这就要求护理人员要关注疾病发展与转归的全过程，对患者的整个生命过程提供护理服务。然而，患者的健康问题及需要各不相同，护士必须灵活地应用护理学知识，因人而异地分析和解决问题。所以，我们特组织了一批具有丰富临床经验的护理专家共同编写了本书。

本书围绕临床护理工作中的重点、难点问题进行编写，旨在帮助护理人员不断学习新知识，提高护理操作水平。内容上，将近年来的多种先进护理技术与编者临床经验相结合，详细讲解了多个科室常见疾病的护理；对护理管理的内容也做了简要介绍，强调了护理管理在提高护理服务质量中的重要性。本书讲解通俗易懂，对护理人员的实际工作具有一定的指导作用，适合各级医院的护理人员阅读参考。

临床护理涉及的学科范围较广,内容和要求日新月异,需要在实际工作中不断完善。鉴于编者的时间和写作水平有限,书中难免存在疏漏之处,敬请广大读者批评指正。

《临床专科护理与护理管理》编委会

2023 年 1 月

CONTENTS

目 录

第一章 绪 论

第一节 医学模式的转变

一、医学模式的概念

医学模式是人们对医学的总的看法和观点,是指用什么观点和方法来研究和处理健康和疾病问题,是人们宇宙观、世界观在医学领域的应用和反映。医学模式说明了医学科学的指导思想、理论框架,决定着人们对生命、生理、病理、预防、治疗等问题的基本观点,指导人们的医学实践活动。医学模式也可称为"医学观"。

医学模式不是人们主观臆定的,也不是少数学者头脑中的产物,而是人们在防病治病的实践中逐渐形成,由学者们提炼、概括出来的。因此,医学模式对医学的实际状况有着形象化、符号化和理想化的认识功能,是通过理想的形式近似地反映客观事物及其内在联系的一种形式。医学模式是客观医学状况的反映,具有客观性这一特征。

既然医学模式是医学状况的客观反映,医学模式的形成和转变自然离不开医学科学的发展。随着人们对自然界和人类自身的了解和认识不断加深,医学模式也会发生相应的转变。因此,医学模式是人们在一定的历史条件下对疾病和健康各种具体认识的抽象和概括,具有历史性和时代性的特征。一定历史条件下形成的医学模式,标志着人们对疾病、健康认识的水平和发展阶段,反映人们对自身认识的进程。从这个意义上讲,医学模式从来都不是固定不变的,医学模式的更替,是人们对生命、健康、疾病认识不断前进的必然结果。

医务工作者在从事医疗护理实践中,常常自觉不自觉地遵循一定的医学模式,这是一种认识和处理健康与疾病问题的思维习惯。这种习惯一方面是从老师那里学来的,另一方面也是由个人在医疗护理实践中体会产生的,久而久之,便成了一种相对固定的模式。如果医务工作者不了解医学模式的特点,不愿意随着医学模式的发展和转变来改变自己的思维习惯是很不明智的。

研究医学模式可以帮助医疗卫生人员更好地把握医学的时代特征,从整体上认识医学发展的来龙去脉,了解和预见医学的未来,促进医学理论体系的发展和建立。特别是对于正在形成和发展的护理专业来说,研究医学模式,有助于确定更为理想的护理工作模式,完善和发展护理理论,把握时代对护理工作的要求。

二、整体医学模式

差不多在同一个时代,西方诞生了著名的"医学之父"希波克拉底。他的主要观点包括以下几项。

(1)唯物主义辩证观点:虽然当时医学主要由宗教控制,但希波克拉底已经提出某些不同的看法。他有朴素的整体观,反对轻视或依赖理论,认为应该把哲学运用于医学,把医学运用于哲学。

(2)四体液学说:他认为生物体的生命取决于 4 种体液,即血、黏液(痰)、黄胆汁和黑胆汁。4 种性质:热、冷、干、湿的各种不同配合是这 4 种体液的基础。每种体液又与生物体一定型的"气质"相适应。

(3)医师必须精通医术和技术操作:注重观察实际,重视患者及其外在环境和生活条件。

(4)医师必须了解当地的气候、土壤、水及居民的生活方式,并对该城市中的生活条件进行研究后,才能做好人群的预防工作。

(5)强调医师的品行和道德。在大致相同的历史时期,希波克拉底和《黄帝内经》的学者们在世界的东西方,不约而同地借助古代朴素的唯物论和辩证法,对各自的医学理论和实践经验,从整体角度上进行了总结和阐述,形成了大致相同的以整体观点为特点的医学模式。

三、生物医学模式

近代医学时期,占据绝对统治地位的医学模式就是生物医学模式。生物医学渗透到医学的各个角落,支配着医学实践的一切活动。基础医学、临床医学、预防医学、护理学、药物学等都是遵循着生物医学模式进行学术研究、医疗护理实践和预防保健工作的。

(一)生物医学模式的产生和特点

17世纪以前,无论是古典的中国医学和希腊医学,都缺乏实证基础。1628年,英国的哈维(Harvey)建立了血液循环学说,揭开了近代医学的序幕。在其后的两百多年中,随着社会的进步和科学的发展,人们逐渐认识到生物因素和疾病的关系,特别是细菌学(包括后来形成的微生物学)、病理解剖学等学科的发展,加深了人们对疾病的理解和认识,使医学从神学转到生物科学的基础上来,从唯心主义转到了唯物主义的基础上来,逐渐形成了以生物科学来解释健康和疾病这一模式,也称为"生物医学模式"。可以说,生物医学模式的出现是医学发展过程中的必然阶段,也是人们对自然界和人类自身认识不断加深的结果。生物医学模式的产生,极大地促进了医学科学的发展,为人类的健康和疾病的预防做出了巨大的贡献。

(二)生物医学模式的基本特征

(1)生物医学模式的基础是生物学。目前生物学已经从细胞生物学发展到了分子生物学的阶段,也就是说从分子水平来研究疾病的变化和发展。

(2)生物医学模式认为人体的一切疾病都可以从躯体上找到相应变化的依据。这种模式认为任何疾病都可以用偏离正常的、可测量的生物学(躯体)变量来说明,并根据躯体(生物、生理)过程的紊乱来解释行为的障碍。因此,生物医学模式认为生理正常,但找不到生物学上异常根据的疾病是不存在的。

(3)生物医学模式认为社会和心理因素对于人体的健康是无关紧要的,把身与心视为互不相干的各自独立的部分。

(4)生物医学模式的方法论基础是还原论,认为一切疾病都可以还原为人体生物学的变量,而人体的生理、生化过程也可以还原为物理的与化学的客观过程。单纯用物理、化学改变来说明人体的疾病。

(三)生物医学模式的局限性

尽管生物医学模式对于医学的发展和人类的健康有过不可磨灭的巨大贡献,并且仍将继续做出贡献,但它不可避免地具有一定的局限性。

任何一种医学模式都是人们在一定历史条件下对疾病和健康的总的认识,这种认识会随着社会的进步、科学的发展而不断变化和加深。医学科学发展到今天这个时期,生物医学模式已不能适应人们对健康和疾病认识的新的要求。生物医学模式的局限性也日益被人们发现和认识。

(1)生物医学模式排除了社会和心理因素对健康和疾病的影响。单纯强调生物致病因素和药物、手术治疗的作用,因此无法解释相同疾病和治疗手段会产生不同效果这一现象。

(2)生物医学模式强调疾病的生物学异常变量,否认有找不到异常变量的疾病存在。用这种模式无法诊断、治疗、护理和预防各种精神病、心因性和功能性疾病。而在现代化工业发达的社会中,这一类患者正在逐渐增多,生物医学模式则无法适应这一要求。

(3)生物医学模式常采用分解还原的方法来研究机体的功能和疾病的变化,把自然界的事物和过程孤立起来,用静止不变的观点考察人体,把人体看成一架精密的"机器",或是各个器官的组合。这种形而上学的认识方式,妨碍了对实际过程众多因素综合变化的全面认识,忽略了内因和外因相互作用的重要因素,不能辩证地看待内因和外因、局部和整体、平衡和运动等。

(4)生物医学模式只从生物学的角度分析和研究人,忽视人有社会属性这一重要事实,对人的心理、精神、社会等因素不太关心,这就导致了医患、护患关系的疏远,关心患者、了解患者、尊重患者权利等伦理观念也淡漠了。

四、生物-心理-社会医学模式

(一)产生的背景与条件

关于心理、社会因素对健康和疾病的影响,古代的东西方医学都曾有过广泛的讨论,特别是传统的中医学,一直认为人是一个整体,十分重视人的心理、情绪以及周围环境(包括自然的和社会的)对健康的影响。而西方医学是从神学统治下解放出来并开始走上实验的现代医学发展道路的,它忽略和排除了心理、社会因素。

20世纪30年代以来,精神病学和心理学有了迅速的发展,人们越来越感到,人类的健康和疾病摆脱不开心理和社会因素的影响。美国罗切斯特大学医学院精神病学教授恩格尔(G.I.Engel)在1977年首次提出了"生物-心理-社会模型",即生物-心理-社会医学模式。

生物-心理-社会医学模式的形成背景和主要条件:①生物-心理-社会医学模式是在生物医学得到充分发展的条件下出现的。②医学心理学、社会医学的成就为新的医学模式形成奠定了基础。许多精神病学家和心理学家都就健康与疾病、社会关系、疾病与心理等方面做了大量研究,使得生物单一因素致病的观点难以坚持下去。③系统论的诞生为新模式提供了方法论的基础。系统论认为人是一个开放系统,人体同环境(自然的和社会的)、人体各系统之间都存在信息、物质和能量的交换,是相互作用和相互影响的。恩格尔特别强调系统论在新模式中的重要作用。

生物-心理-社会医学模式的产生,为人们提供了认识健康和疾病的新角度和新观念。恩格尔特别指出,生物-心理-社会医学模式不是对生物医学模式的全盘否定,而是一种扩展和补充,是把这种框架推广到以前被忽视的领域。也就是说在研究健康和疾病时,除了考虑生物因素之外,还要同时注意心理与社会的因素。

生物-心理-社会医学模式是人类对疾病和健康认识的重大进步和飞跃,是医学科学发展的新的里程碑。有人认为:"新的医学模式的产生不是偶然的,而是在身心医学、临床心理学、行为医学、社会科学等有关边缘学科基础上建立起来的。"

(二)生物-心理-社会医学模式的特点

(1)生物-心理-社会医学模式的基本出发点是把研究对象和服务对象看作既是生物学的人,又是社会的人,强调人是一个整体。因此认为人的心理、社会因素会影响人的健康。生物-心理-社会医学模式强调要研究疾病不能离开整体的有主观意识的患者,不能不研究患者。

(2)生物-心理-社会医学模式对健康与疾病持有特殊的观点,即把生物因素、社会因素、心理因素综合起来考虑,以确认一个人是否健康。世界卫生组织对健康的定义,表达了生物-心理-社会医学模式对健康的认识。

(3)在诊断思想上,生物-心理-社会医学模式不是单纯依据生物学变量,而是要求用科学的方法既进行必要的理化或某些特殊检查,又要研究患者的行为、心理和社会情况。

(4)在治疗观上,新的模式重视患者的主观能动作用,特别是在护理工作上,重视患者的社会、心理因素的调整,促使患者康复。

(5)在方法论上,生物-心理-社会医学模式是以系统论为基础的,重视各系统之间、各系统内部的相互作用和影响,重视局部和整体、内因和外因、静止和运动等的统一和协调,使医学科学更加符合辩证唯物主义。

(6)生物-心理-社会医学模式重视医护人员同患者的关系,尊重患者的权利,尊重文化传统、价值观念等影响其健康的因素,关心患者的心理、社会状态,不再认为患者仅是各个组织器官的组合体。从这个角度出发,新模式更重视护理工作的重要意义以及护士在调动患者内因促进机体康复方面所发挥的重要作用。

第二节 护理学新概念

一、基本概念的转变

护理学是医学的重要组成部分,医学模式直接影响着护理学的指导思想、工作性质、任务以及学科发展的方向。生物-心理-社会医学模式的出现,毫无疑问地对护理专业(从理论和实践各个方面)产生了巨大的影响,其中首先表现在一些基本概念的转变上。

(一)关于人的概念

新的医学模式对人的认识直接影响了现代护理学中有关人的概念。护理学研究和服务的对象是人,对人的认识是护理理论和实践等的核心和基础,它影响了整个护理概念的发展,并决定了护理工作的任务和性质。许多护理理论家都对人有过不同的论述,概括起来,有以下一些共同点。

1.人是有生物和社会双重属性的一个整体

人是有生物和社会双重属性的一个整体,而不是各个器官单纯的集合体。人这个整体包含了生理、心理、精神、社会等各个方面。任何一个方面不适和功能障碍都会对整体造成影响。疾病会影响人的生理功能和情绪,心理的压力和精神抑郁又会导致或加重生理的不适而致病。从这个概念出发,就没有单纯的疾病护理,而是对患者的整体护理。

2.人是一个开放的系统

人既受环境的影响又可以影响环境——适应环境和改造环境。人作为自然系统中的一个次系统,是一个开放系统,与周围环境不断地进行着物质、信息和能量的交换。人的基本目标是保持机体的平衡,包括机体内部各系统间以及机体与环境间(自然环境和社会环境)的平衡。人必须不断调节自身的内环境,以适应外环境的变化,应对应激,避免受伤。强调人是一个整体的开放的系统,是要让护士重视调节服务对象的机体内环境,使之适应周围环境,同时也要创造一个良好的外环境,以利于人的健康。

3.人对自身的健康负有重要的责任

生物-心理-社会医学模式强调人是一个整体,强调人的心理、社会状态对人的健康的影响。因此,人不是被动地等待治疗和护理,而是对自身良好的健康状态有所追求,并有责任维持健康和促进健康,在患病后努力恢复健康。充分调动人的主观能动性,对预防疾病、促进康复是十分重要的。这个概念对护理工作提出了新的要求:患者不仅仅需要照顾,更需要指导和教育,以便最大限度地进行自我护理。

(二)关于健康的概念

世界卫生组织(WHO)关于健康的概念,指出:"所谓健康,就是在身体上、精神上、社会适应上完全处于良好的状态。"也就是说,它不仅涉及人的心理,而且涉及社会、道德方面的问题,生理健康、心理健康、道德健康三方面共同构成健康的整体概念。这标志着以健康和疾病为研究中心的医学科学进入了一个崭新的发展时期。对健康的概念一直是医学模式的焦点。在新的医学模式下,护理学对健康的概念主要包含了以下一些基本思想。

(1)健康是动态的过程,没有绝对静止的健康状态。健康和疾病也没有绝对的分界线,而是一个连续的过程。护理工作要参与健康全过程的护理,包括帮助护理对象维持健康的最佳状态到帮助患病的濒死的人平静、安宁地死去。

(2)健康是指个人机体内各个系统内部、系统之间,以及机体和外部环境之间的和谐与平衡。最良好的平衡与和谐就是最佳的健康状态。包括所有生理、心理、精神、社会方面的平衡与协调。

(3)健康是有不同水平的。没有绝对的、唯一的"健康"标准。对某些没有生理疾病,但心情抑郁、精神不振、对周围的事情麻木不仁的人,可认为他们是不健康的。而某些已经患了较严重的生理疾病的人,但他们心胸开朗、精神乐观,在其可能范围内最大限度地发挥机体的潜能,在这种情况下,可以认为这些患者是比较健康的。

(4)健康的概念是受社会和文化观念影响的。不同的人会对自己的健康有不同定义。观念转变会影响人对健康的理解。护理工作可以通过宣传教育,改变人们对健康的理解。

(三)关于环境的概念

生物-心理-社会医学模式重视人与环境的相互影响。不仅是自然环境,还包括社会环境。现代护理学对环境有以下认识。

1.人与环境是紧密联系的

人的环境分为内环境——人的生理、心理活动,外环境——自然环境和社会环境。自然环境包括人生存的自然空间、水、空气、食物等。社会环境则是指经济条件、劳动条件、卫生和居住条件、生活方式、人际关系、社会安全、健康保健条件等。

2.环境影响人的健康

良好的环境可以促进人的健康,而不良的环境则可能对人的健康造成危害。护士有责任帮助自己的服务对象正确认识个体所处的环境,并且尽可能地利用良好的环境,改造不良环境,以利健康。

3.人体应与环境协调和统一

环境是动态的、变化的,人体必须不断地调整机体内环境,使其适应周围环境的变化。如果人体不能很好地与环境相适应和协调,机体的功能就会发生紊乱,以致引起疾病。

4.环境是可以被人改造的

新模式认为,人与环境这一对矛盾中,人不完全是被动的。人可以通过自身的力量来创造和改变某一环境。护士的任务则是为患者创造一个有利于康复的环境。

(四)关于护理的概念

护理的定义反映了一个人、一个团体和一个社会对护理的认识。这种认识随着医学模式的转变及社会所赋予护理的任务而不断变化。自从南丁格尔创立护理工作以来,世界范围内有各种各样有关护理的定义,从不同的方面阐述了对护理及护理学的认识。现代护理学对护理的概念大致包含以下内容。

(1)护理是一个帮助人,为人的健康服务的专业。护理的任务是促进健康,预防疾病,帮助患者康复,协助濒死的人平静地、安宁地死去。这些都是在满足人们不同的健康需求。

(2)护理的服务对象是整体的人,包括已经患病的和尚未患病的人,因此护理工作不仅仅局限于医院。

(3)护理学是一门综合自然科学和社会科学知识的科学,是一门独立的应用性学科。护理工作研究和服务的对象是具有自然和社会双重属性的人,因此,护士不仅要有自然科学(如数学、物理、化学、生物医学等)方面的知识,也要了解社会科学(如心理学、美学、伦理学、行为学、宗教信仰等)方面的知识,只有这样,才能更好地了解自己的服务对象,并为其提供恰当的、优质的服务。

(4)护理既是一门科学,又是一门艺术。护理的科学性表现在护理工作是以科学为指导的。药物的浓度、剂量和使用方法,各种疾病的处理原则等都必须严格遵循客观规律。而护理又是一门艺术,它不仅表现在护士优雅的举止、整洁的仪表和轻盈的动作能给人以舒适的美感,更主要的是表现在每个患者的情况是千差万别的,护士必须综合地、创造性地应用所掌握的知识,针对每个患者的具体情况提供不同的护理。特别是对不同年龄、不同文化背景、不同心理状态的人,护士帮助他们恢复到各自的最佳状态,这本身就是一项非常精美的艺术。

(5)护理学是一门正在逐渐完善和发展的专业。现代护理学的发展,产生了护理学独特的理论,并且综合和借鉴了相关专业的知识和理论,正在形成护理学独立的知识体系和研究方向。护理学的研究重点和工作重心已经同传统模式下的护理有了很大的不同,但是作为一门专业,目前还不是十分完善。护理学的不断发展,将有助于整个医疗保健事业的发展。我们相信,在新的模式下,护理学将会有更快的发展。

二、护理模式、护理工作内容和护士角色的变化

医学模式的转变使护理模式、护理工作内容及护士角色都产生了重大变化。

(一)护理模式的变化

在生物医学模式下,护理模式是以疾病为中心的。协助医师诊断和治疗疾病、执行医嘱是护理工作的主要内容。无论护理教育还是临床护理,强调的都只是对不同疾病的护理。在这种模式下,护理没有自己的理论体系,医疗的理论基本就是护理的理论。在护理教育上,教材基本上是医疗专业的压缩本,教师多数是临床医师。在以疾病为中心的模式下,护理工作强调的是疾病的护理常规,而不太考虑患者是什么样的人。护理操作技术是护士独特的本领。因此,在这一模式下,护理仅是一门技术,而不可能成为专业。护理工作也只能是医疗工作的附属,而没有自己独特的研究领域。

生物-心理-社会医学模式的出现,使护理模式由以疾病为中心转向以整体的人的健康为中心,强调了疾病是发生在人体上的。基于对人、健康、环境、护理等概念的转变,学者们提出了整体护理的思想。

整体护理的思想包括以下几项。

(1)疾病与患者是一个整体。

(2)生物学的人和心理学、社会学的人是一个整体。

(3)患者和社会是一个整体。

(4)患者和生物圈是一个整体。

(5)患者从入院到出院是一个连贯的整体。

这一新的模式的形成,改变了护士的工作重点和工作内容,也改变了护理教

育的课程设置结构,以及护理管理的重点。除了完成医嘱指定任务之外,护理注重人的心理、社会状态,注重调动患者的内因来战胜疾病。

生物-心理-社会医学模式不仅改变了护理以疾病为中心的模式,建立了以患者为中心的模式,还促使护理模式向更新的阶段——以人的健康为中心的模式发展。在这种模式下,护士的服务对象不仅仅是已经患病的人(不论是住在医院的还是回到家中的),而是所有的人,包括尚未患病的人。世界上一些发达国家的护理工作正由医院内扩展到社区,我国的护理工作正在朝着这个方向努力前进。

(二)护理工作内容的变化

在旧的模式下,护士的工作重点是执行医嘱、协助医师诊治疾病和进行各项技术操作,帮助患者料理生活和促进其康复。护理工作的主要场所是诊所和医院。

在新的模式下,护士的工作除了执行医嘱、协助医师诊治疾病以外,还包括对患者心理、社会状况的了解,对患者进行心理和精神的护理。健康宣教和指导使患者尽快恢复健康,减少并发症,最大限度地发挥机体的潜能。教育人们改变不良的生活习惯,通过主动调节个人的情绪等来预防疾病。及时针对患者的情况与医师和家属进行沟通等。

护士工作任务的扩大还导致了护士工作场所的扩大。健康和疾病是一个连续和动态的过程,人们对环境的重视使护理工作从医院扩展到社区,从对患急性疾病的人的护理扩大到对患慢性病和老年患者的护理,从对患病的人的护理扩大到对尚未患病的人的护理,从对个体的护理扩大到对群体的护理。这些任务的扩展为护理工作提供了更为广阔的天地和研究领域,也使护理工作在医疗卫生保健队伍中发挥越来越大的作用。

(三)护士角色的变化

由于护理模式和护理工作任务的变化,护士的角色也由原来传统模式中单纯是照顾者扩展到多重角色。在现代护理学中,护理工作要求护士除了是照顾者(照顾生病的人)之外,还是教育指导者(对患病的人和尚未患病的人)、沟通交流者(医师和患者之间、患者和家属之间、患者和社区保健机构之间、其他辅助人员和患者之间)、组织管理者(病房、诊断、社区)和研究者。

三、现代护理学的研究范围

护理工作任务和功能的转变,向护理学的研究范围提出了新的要求。就致力于人类健康这一总目标来说,护理学作为医学科学的组成部分,仍然是始终如一的。一百多年来,护理学在各种疾病的护理和常规护理方面积累了相当丰富的经验,形成了较为完整的内容体系。但在生物-心理-社会医学模式下,护理内容和任务日益扩展,把护理学的研究范围限制于疾病护理(虽然目前我国在这方面的研究仍不够),显然是不能满足科学发展要求的。为适应新的情况,现代护理学的研究范围应包括以下方面。

(1)各种疾病的护理技术和要求:探索新技术应用对护理所提出的新课题,如心理与精神方面的疾病、免疫及器官移植、老年病、慢性病,以及长期依赖药物或某些人工装置存活(如心脏起搏器、瓣膜置换)的患者,其在护理中存在的问题。

(2)精神和心理的护理:如患者心理变化的规律,心理平衡的训练与建立,患者心理状态同疾病愈后的关系,护士行为对患者心理状态的影响,特殊心理护理措施与方法等方面的研究。

(3)社会护理:如社会环境对健康的影响;社会保健体系的构成和建立;家庭护理的体制;健康人成为患者(角色改变后)使社会关系发生变化;建立公众健康指导对预防疾病或慢性患者康复的作用等。

(4)护理管理中的科学化、知识化,以及与其他专业人员的协调配合等问题的研究。

(5)人们的健康概念,寻求健康的行为和方式,以及在此过程中可能存在的问题。

(6)护理教育方面:护士的知识结构,在职人员的教育等问题。

(7)健康宣教方面的问题:对不同年龄、不同健康状态(智力和精神)的人的教育策略和手段等方面的研究。

(8)高科技发展对护理的要求:如器官移植,影像技术和遗传技术的应用,航天等环境中有关人的健康的护理问题等。

医学科学、行为科学、社会学的巨大进步,特别是医学模式的转变,为各种护理行为提供了理论支持。护理学发展到今天,已经或正在形成护理学本身的学说和观点。护理学已经发展成为既包括护理理论又包括实现这些理论的各种手段(技术)的一门科学。护理学已经逐渐形成一门独立的专业。护理学作为一门科学和专业,特别是在我国,还需要进一步补充和发展。护理学所面临的研究课题虽然很多,但是树立护理是一门科学、一个专业,而不仅是一个职业的这一观点,必将有利于推动我国护理学的发展,有利于提高护理工作的社会地位,有利于人民的健康保障。

第三节　护患沟通

护患沟通从狭义来讲是指护士与患者的沟通,从广义来讲是指护士与患者、患者家属或亲友等的沟通。护患关系是一种帮助性的人际关系,良好的护患关系可帮助患者获得或维持理想的健康状态。而良好的护患沟通,则是建立和发展护患关系的基础,它贯穿于护理工作的每个步骤中,良好的护患沟通有助于加强护患之间的配合,提高患者对护理工作的满意度。本节将重点介绍护士沟通技能的培养,建立良好护患沟通的途径,护理实践中的常用语,沟通在健康促进中的作用。

一、护患沟通在健康促进中的作用

随着社会的进步,人们对健康的需求越来越高。医学科学发展的目标是尽可能地去解决人们的健康问题和满足人们的健康需求。但在实际医疗护理服务中,需求与满足需求之间存在着矛盾,如果处理不好,轻者将影响医患、护患关系,重者可能导致医疗纠纷。主要表现在人们对健康需求的无止境性与医学科学的局限性之间的矛盾,从而形成医学责任的有限性。目前在卫生服务系统存在的现象如下:①人们的健康问题并没有随着医学的进步而减少。②医患纠纷的发生率并没有随医学的发展而下降。③人们对健康的需求永不满足,但医学研究的范围并不能涵盖人类所有的健康问题,医学自身有限的理论和技术能力只能解决部分的健康问题,并非所有的健康问题都能通过医学技术手段解决,人们的期望和实际的结果有差异时,容易出现医疗纠纷。面对医疗护理服务的现实情况,迫切需要卫生服务提供者与被服务对象之间的支持与理解,而沟通则是双方理解的桥梁。

古希腊著名医师希波克拉底曾经说过:"医师有两种东西能治病,一种是药物,另一种是语言",医务人员和患者及其家属之间的沟通、理解和信任则是有效建立和维持医务人员与患者及其家属之间良好人际关系的关键。

医疗护理服务系统中的沟通将从以下几个方面发挥作用。

(一)沟通有利于建立帮助性人际关系

护患关系是一种帮助性的人际关系,表现在患者寻求医疗护理帮助以获得理想的健康状态,护士的中心工作就是最大限度地帮助人们获得健康。护士的许多帮助性照顾行为就是通过与患者的沟通来完成和实现的。

(二)沟通有利于提高临床护理质量

良好的护患沟通是做好一切护理工作的基础。由于护理的对象是人,很多的护理工作都需要患者的密切配合,发挥患者的主观能动性,使医疗护理活动能顺利地进行。护患之间的良好配合能增强护理效果,利于患者尽快地恢复健康,从而增强患者对护理工作的满意度。

(三)沟通有利于营造良好的健康服务氛围

人与人之间良好的沟通会产生良好的社会氛围,使护患双方心情愉悦。在这种环境中,护患双方相互理解、相互信任,患者和医护人员双方的心理需求得到满足,医护人员会投入更高的热情到工作中,患者会更主动地配合治疗和护理,促使患者早日康复。

(四)沟通有利于健康教育

健康教育是护理活动中全面促进人群健康的一个重要的方面。护士可以通过与患者进行评估性沟通,了解其现有的健康知识需求,并针对患者的个体情况向患者传递有关的健康知识和技能,达到提高患者及家属自我保健的能力。

(五)沟通有利于适应医学模式的转变

生物医学模式是从局部和生物的角度去界定健康与疾病,忽略了人的社会属性,不利于护理工作的进行。现代医学模式不仅把患者看成是生物的人,也是心理的、社会的人。参与社会活动,与他人交往和沟通是人类重要的心理、社会需求,这就要求护士从整体的观念出发,主动关心患者,与患者进行良好的沟通,了解患者的心理精神状态,从整体的角度满足患者的综合要求。

二、护理活动中的治疗性沟通

护士与患者之间的沟通成功与否,除了护患双方本身的因素外,还存在沟通技能的问题。护理活动中的沟通必须是双向的,既需要接收信息,又需要发送信息,才能达到预期的沟通效果。人与人之间由于年龄、性别、背景、受教育程度、生活环境、种族文化差异等因素,使人形成不同的价值观念和生活方式,这些价值观念和生活方式的差异,将直接影响护患之间的沟通效果。认识这些因素,将有助于沟通的成功。

(一)治疗性沟通的含义与特点

治疗性沟通是指护患之间、护士之间、护士与医师及其他医务人员之间,围绕患者的治疗问题并能对治疗起积极作用而进行的信息传递。治疗性沟通是一般沟通在护理实践中的应用,除一般沟通的特征外,还具有以下特征。

1.以患者为中心

在日常生活中,沟通的双方处于平等互利的地位,沟通的双方能关注对方的动机、情绪,并能根据对方的反应做出相应的改变。在这种沟通中,双方是平等的,无主动与被动之分。而在治疗性沟通中,信息传递的焦点是围绕着患者进行的,在护理服务过程中,应以满足患者的需求为主要沟通目的。

2.治疗性沟通有明确的目的性

治疗性沟通的目的在于:①建立和维护良好的护患关系,有利于护理工作的顺利进行。②收集患者的资料,进行健康评估,确定患者的健康问题。③针对患者存在的健康问题实施护理活动。④了解患者的心理精神状态,对患者实施心理护理,促进患者的心理健康。⑤共同讨论,解决患者的护理问题。医疗护理活动中所有的沟通内容都是为了解决患者的健康问题,达到恢复、促进、维持患者健康的目的,这是治疗性沟通的一个重要特征。

3.沟通过程中的护患自我暴露的要求

沟通过程中的护患自我暴露是治疗性沟通与一般性沟通的重要区别。一般说来,在社交性沟通中,沟通双方都会有一定程度和内容的自我暴露,虽然在暴露的量和程度上不一定对等。而在治疗性沟通中,比较注重的是促进患者的自我暴露,以增加患者对自我问题的洞察力,便于护士了解患者实际情况、评估患者的需求。而对护士,则要求在患者面前尽量减少自我暴露,以免患者反过来担心护士而增加患者的压力。

(二)评估患者的沟通能力

评估患者的沟通能力是有效进行治疗性沟通的基础条件。人的沟通能力是不同的,影响患者沟通能力的因素很多,除了不同的经济文化背景、价值观因素外,患者自身的生理、心理状况等因素也会影响到患者的沟通能力。护士只有充分了解患者沟通能力方面的有关信息,才能有的放矢地进行沟通,达到预期目的。评估患者的沟通能力主要包括以下几方面。

1.听力

一定程度的听力是语言沟通应具备的基本条件。当患者的听觉器官受到损伤后,会出现听力的缺陷,直接影响与患者进行有声语言的沟通。除了各种原因引起的耳聋外,老年人随着年龄的增长,也会出现听力下降。

2.视力

据统计,人的信息 80％以上是通过视觉获得的,视力的好坏,直接影响患者对非语言的沟通,良好的视力能提高沟通的效率。

3.语言表达能力

每个人的语言表达能力不同。如对同一件事情的陈述,有些人描述得很清楚,而有些人却不知道怎样叙述。语言表达能力还受到个体年龄、教育文化背景、个体患病经验等因素影响。

4.语言的理解能力

良好的沟通不仅需要良好的表达能力,而且需要良好的理解能力。如有些人听不懂外语、方言,容易造成沟通困难。人的理解能力同样受到文化教育等因素的影响。

5.病情和情绪

患者病情的轻重和情绪直接影响沟通的效果。患者病重时无兴趣和精力进行,甚至不能进行语言沟通。护士可以通过观察患者的肢体语言获取信息,评估患者,制订护理计划,进行护理干预。

(三)如何引导患者谈话

1.护士要有同情心

护士是否关心患者,对患者是否有同情心,是患者是否愿意与护士沟通的基础和关键。对患者而言,患病后总认为自己的病情很严重,希望得到护士的特别关注、关心、照顾,以他为中心,一切以他为重。但事实上护士不能满足患者的所有要求。因为一个护士不仅要照顾这个特定的患者,同时还要护理其他患者。但护士要从态度和行为上表现出对患者的关心和同情,并对患者做适当的解释,如"请稍候,等我把手里的事处理完就来"。

2.使用开放式谈话方式

开放式谈话原则上是向患者提出问题,即询问患者,患者根据其实际情况回答。而不是由护士提供答案,让患者在几个答案中选择。

例如,患者:"我可以留陪护吗?"护士:"不行,这是医院的规定"。这样,患者与护士的谈话就结束了。这是一种封闭式谈话,护士只能获取少量信息。如果改变问话方式,谈话就会进行下去,并且能获取更多信息。

护士:"按医院规定是不能留陪护的,请问你为什么想留陪护?"患者:"我明天手术,心里有些紧张,希望家属能陪伴我。"这样,护士就可以获得患者紧张的信息,并采取相应措施来缓解患者的紧张情绪。

3.学会询问

在医疗护理实践中护士可向患者提出一些问题,并采用鼓励的语言促使患者把自己的真实感受讲出来,询问可帮助医护人员获取信息,以保证医疗护理措施的有效进行。

(四)其他常用护患沟通策略

1.了解患者的价值观、情感和态度

患者的文化程度、生活环境、文化背景、信仰和价值观,直接影响患者对某些事件的看法和采取的行为。护士只有在充分了解患者情况的基础上,才能与患者进行良好的沟通,避免误解。

2.尊重患者

每个患者都有尊严,护士应该以礼貌、尊重的态度对待他们,以真心、爱心赢得患者的信任。尊重患者是与患者进行良好沟通并建立良好护患关系的先决条件。病重或视力差的患者,存在生活部分或完全不能自理等问题,易产生孤独、焦虑、自卑的感觉,护士应主动关心患者,多与其沟通,了解和满足患者的需要。

3.掌握谈话节奏

不同的患者,其谈话和反应的节奏不同,有快有慢,护士应根据患者的具体情况把握沟通的节奏,尽量与患者保持一致,而不能强迫患者与护士保持一致。如与某患者的沟通一直都很顺利,按计划今天护士要与患者进行某个问题的沟通,但患者拒绝回答,或干脆不理睬。这时,护士就要考虑是否交谈进行得太快,是否应该调整谈话节奏或进程。

4.合理分配时间

与患者的沟通需要进行时间安排,如果是比较正式的沟通,如对患者进行评估,进行健康教育,则要有一定的时间计划。如这个话题将要花多长时间,是否需要事先约定。如对糖尿病患者实施胰岛素的自我注射方法教育,在时间安排上要注意与主要的治疗和其他护理的时间错开,有足够的时间实施教育计划而不被打断,才能保证健康教育顺利进行。

5.积极的倾听态度

护士认真、积极的倾听态度,表示出对患者的谈话感兴趣,愿意听患者诉说,是鼓励患者继续交谈下去的动力。如果是正式谈话,需事先安排合适的时间,不要让其他事情分散自己的注意力。仔细倾听患者的诉说,不轻易打断患者的陈述。护士应用自己的眼睛、面部表情、话语传递出对患者的关注。在与患者交谈的过程中,护士应注意观察患者的面部表情、姿势、动作、说话的语调等,有时患者的肢体语言更能表达患者的真实意思。沟通中最重要的技巧是关注对方,关注患者的需要,而不是关注护士的需要。谈话过程中注意不要有东张西望和分散注意力的小动作,如不停地看表、玩弄手指或钥匙等,这些会使对方认为你心不在焉,影响沟通的进行。同时,护士应及时回应患者,对视力好或有残余视力的患者,可用点头等肢体语言示意;对视力差的患者应给予口头上的反应,如"是吗""你说得对"等话语,以促进沟通的继续进行。

6.传递温暖的感觉

护士在与患者沟通时,尽量在各方面使患者感到舒适,如安排谈话的时间、地点,选择合适的沟通方式等。在日常护理工作中,护士应表现出愿意与患者接触、愿意帮助他,关心他的行为和态度,使患者感到被尊重、被关心和被重视。真诚对待患者,赢得患者的信任。护患之间只有建立较深的信任感,才能达到较高层次的沟通。

7.巧用非语言沟通

护士的手势、面部表情、语调等也能传递出对患者的关心和对沟通的关注等信息。在患者行走时搀扶他(她),痛苦时抚慰他(她),紧张时握住他(她)的双手,以及帮助患者整理用物,将其用物放在患者易于取拿之处,这些行为都是无声的语言,传递着护士的关心和爱心。

8.注意观察患者的非语言表达方式

护士可通过观察患者的面部表情、姿势、眼神等,了解患者的真实信息。患者可能并没有用语言表达自己的情绪,但从患者的表情中护士也可以得到一些信息,如从患者捂住腹部的姿势上,护士能判断出患者可能有腹部不适等。

9.保护患者的隐私

如谈话的内容涉及患者的隐私,不要传播给与治疗和护理无关的医务人员,更不能当笑料或趣闻四处播散。如有必要转达给他人时,应告诉患者并征得其同意。如患者告诉护士她的人工流产情况,若与治疗方案的选择有关,需转告医师时,护士要向患者说明将把这一信息告诉医师并解释转告医师的必要性。

10.理解患者的感觉

人是经验主义的,对于人和事的理解高度依赖于自己的直接经验。人的思维常常以自我为中心,没有切身体验过的事往往觉得难以理解。只有当别人经历的情感是自己曾经体验过或正在体验的,才能真正理解。因此,自我经验的丰富无疑是护士理解和同情患者的前提。但是,由于受年龄、阅历和生活视野等因素的限制,人们亲身体验、亲眼所见的事物总是不够的,这就需要靠"移情"来补偿。移情不是指情感的转移,而是对人更高一层的理解与同情。它的含义包括:①用对方的眼光来看待对方的世界。②用对方的心灵来体会对方的世界。在护理队伍中,绝大多数护士都不曾体会疾病缠身对人的身心折磨,也未曾遭遇更多的人生坎坷与磨难,故对患者的某些要求及表现缺乏同情和理解。如果我们能设身处地地从患者的角度理解患者的疾苦,倾听他们的诉说并给予真诚的关怀,就能使护理工作更有成效。

11.对患者的需要及时做出反应

在绝大多数情况下,护士与患者交谈都带有一定的目的性。患者的一般需要和情感需要将得到回应。如患者诉说某处疼痛,护士应立即评估患者的疼痛情况,并给予及时处理;如问题严重,护士不能单独处理时,应及时通知医师进行处理,不能因有其他事情而怠慢患者。

12.向患者提供健康相关的信息

在护理活动中,护士应尽量利用和患者接触的时间,向患者提供健康相关的信息,解答患者的疑问。在向患者提供信息时,应使用通俗易懂的语言,尽量不用或少用医学专业术语。

对一时不能解答的问题,护士应如实告诉患者,并及时、努力地寻求答案,切忌对患者说谎或胡乱解答,对一些可能医师才了解的信息,护士可告诉患者会去问医师,或建议患者直接去问医师。

第二章 护理管理

第一节 品 管 圈

一、品管圈的简介

品管圈(quality control circle,QCC)是由日本石川馨博士于 1962 年所创。品管圈是指同一工作现场、工作性质相似的人员,自动、自发进行品质管理所形成的小组,这些小组作为全面质量管理环节的一环,在自我启发、相互启发的原则下,灵活使用各种统计工具,以全员参与的方式不断维护、改善自己工作现场的活动。通过轻松愉快的现场管理方式,使护士自动、自发地参与管理活动,在工作中获得满足感与成就感。

二、品管圈的主要内容

(一)组圈

由工作目标相同、场所相同、性质相同的 3~10 人组成品管圈,选出圈长。圈长通常由班长、组长或部门主管、技术骨干担任。圈名由圈员共同商讨决定,最好选择富有持久性及象征性工作性质和意义的名字。

(二)选定主题

在充分了解、掌握部门工作现场问题的基础上,选定主题。工作现场的问题大致有效率问题、服务问题、品质问题等。选定主题应该慎重,要考虑其共通性,主题应是圈能力可以解决的,可以数据量化,可以收到预期效果并且符合主要目标方针的。

(三)拟订活动计划

主题选定后,应拟订活动计划,事先拟订计划表对品管活动能否顺利推行并取得显著成效具有十分重要的作用。计划表可以周为单位来拟订,在实施过程中,如发现实际与计划有出入或停止不前,应立即找出问题所在并及时加以改进。在拟订计划表时应明确各步骤具体负责人,在活动推进过程中需明确标注实施线,且计划线应在实施线之上。

(四)现况把握与分析

对工作现场进行调查分析,分析时需用数据说话,通过数据整理分层分析,找到问题的症结。针对存在的问题进行原因分析,对诸多原因进行鉴别,找到主要原因,为制订策略提供依据。

(五)设置活动目标并解析

设定与主题对应的改善目标,目标要明确,最好用数据表示目标值并说明设置目标值的依据。

(六)检查对策

确定对策,用 5W2H 做法,即做什么(what);为什么做(why);谁来做(who);何地进行(where);何时(when);如何做(how);成本如何(how much)。讨论出的改善计划内容应包括项目主题、发生原因、对策措施、责任人、预定完成时间。

(七)实施对策

拟订具体的实施方法,实施前召集相关人员进行适当培训。每条对策实施完毕,应再次收集数据,与对策表中锁定的目标进行比较,检查对策是否彻底实施并达到要求。

(八)确认成效

把对策实施后的数据与实施前的现状及小组设置的目标进行比较,计算经济效益,鼓舞士气,增加成就感,调动积极性。

(九)标准化

评价活动效果,优秀或良好者应保持下去,并将实施方案标准化,写成标准操作程序,并经有关部门确定。已经标准化的作业方法,要进行认真培训,并保证遵守,确保活动收获成效。

（十）检讨与改进

据实评价活动开展过程中每个步骤的实施效果，分析其优缺点，总结经验，探讨今后应努力的方向，为下一圈活动的顺利推行提供经验。

三、使用方法及注意事项

（1）品管圈已广泛应用于病房管理、专科护理、健康教育等护理质量管理的层面，实现了护理质量管理以物为中心的传统管理模式向以人为中心的现代管理模式的转化，体现并强调了全员、全过程、全部门质量控制的全面质量管理理念，对促进护理人才队伍发展亦有重要实践意义。

（2）推行以单位为主的品管圈是护士作为改善护理工作问题的常用策略，通过活动的不断改进，提升医疗护理水平。品管圈方法的应用，提高了全员质量意识，充分调动了基层护士的积极性，开发了管理潜能，引导他们在临床工作中以护理质量为核心，以满足患者需求为导向，发现及寻求方法解决工作中的一些实际问题，包括工作流程的改进、相关制度的落实、质量监控的方法、护理程序的应用、护理表格的制作等。通过品质改善活动，提高管理效益和执行力，提高护理质量。

（3）在护理质量管理过程中成功推行品管圈活动的关键是准确把握问题点。来自临床一线工作现场的问题点往往很多，以手术室护理质量管理为例，常见的护理质量相关的问题有手术体位安全摆放、术后标本正确处置等，当圈员从不同角度提出问题后，如何准确把握关键问题，确保品管圈活动能顺利推行并收获实效，首先需要把问题整理分类，从各个角度加以分析，确定上述哪些是将来可能解决的，哪些是当下必须解决的，哪些是潜在问题；其次是要考虑问题的共通性。同时要兼顾圈能力，对上述问题的把握能定量化，可用数据表示；并且要评估项目实施的预期效果。只有通过这样严谨的流程确定的问题点，才是关键问题点，只有准确把握好关键问题点才能为品管圈活动顺利推行打下坚实基础。

第二节　PDCA 循环

一、PDCA 循环简介

PDCA 循环又称戴明环。美国著名统计学家沃特·阿曼德·休哈特，率先提出"计划－执行－检查(plan-do-see)"的概念,后由美国质量管理专家戴明发展成为"计划－执行－检查－处理(plan-do-check-action)"的 PDCA 模式。PDCA 循环是计划、执行、检查、处理 4 个阶段的循环反复的过程,是一种程序化、标准化、科学化的管理方式,是发现问题和解决问题的过程。作为质量管理的基本方法,广泛应用于医疗和护理领域的各项工作中。

PDCA 循环的优点:①适用于日常管理,既适用于个人的管理,也适用于组织或团队管理。②PDCA循环是发现问题、解决问题的过程,会随着一个问题的解决,随之产生新的变化,演变出新的问题,也就可以使问题得到持续的改进和提高。③适用于项目管理,在护理管理中特别适用于护理专项管理工作的改进,包括护理质量管理、护理人力资源管理等方面。④有助于持续改进和提高,因此也适用于护理服务的改进或护理新技术的研发和应用,如护理服务流程的不断改进,护理服务质量的不断提高。

二、PDCA 循环的主要内容

PDCA 循环是一个质量持续改进模型,包括持续改进与不断提高的 4 个阶段 8 个步骤。①计划阶段:第 1 步分析质量现状,找出存在的质量问题;第 2 步分析产生质量问题的原因或影响因素;第 3 步找出影响质量的主要因素;第 4 步针对影响质量的主要原因研究对策,制订相应的管理措施,提出改进计划和行动方案,并预测实际效果。②实施阶段:将定好的质量计划、目标、措施及分工要求等,予以实施,成为 PDCA 循环的第 5 步。③检查阶段:根据计划要求,对实际执行情况进行检查,将实际效果与预计目标进行比较,寻找和发现计划执行中的问题并进行改进,作为 PDCA 循环的第 6 步。④处理阶段:对检查结果进行分析、评价和总结,具体分为两个步骤,第 7 步把结果和经验纳入有关标准和规范中。巩固已取得的成绩,防止不良结果再次发生。第 8 步把没有解决的质量问题或新发现的质量问题转入下一个 PDCA 循环,为制订下一轮循环计划提供信息。在处理阶段要通过总结经验巩固成绩,将工作结果标准化;提出尚未解决的问题,转入下一个循环。原有的问题解决了,又会产生新的问题,问题不断出现又被不断解决,使得 PDCA 循环周而复始地不停运转,使得管理问题不断完善。

三、使用方法及注意事项

(1)PDCA 循环作为科学的工作程序,是一个有机的整体,缺少任何一个环节都不可能产生预期效果,工作都很难得到改善。PDCA 循环作为科学的管理方法,适用于护理管理的各项工作和环节。循环过程中的各个循环彼此联系,相互作用。护理质量管理作为医院质量管理的子循环,与医疗、医技、行政、后勤等部门的质量管理的子循环共同构成医院质量管理的大循环。各护理单元或护理服务项目又是医院护理质量体系中的子循环,这些大小循环相互影响,相互作用,整个医院的质量取决于各个子系统、各部门和各个环节的质量,而这些子系统、各个部门和环节又必须围绕医院的总的质量目标协同行动,因此,医院作为大循环是小循环的依据,小循环又是大循环的基础。PDCA循环将医院各系统、各部门、各项工作有机地组织起来,彼此影响和促进,持续改进和提高。

(2)PDCA循环是一个持续改进的过程,每次循环的结束,都意味着新的循环的开始,使管理的效果从一个水平上升到另一个水平。

(3)应用PDCA循环4个阶段8个步骤来解决质量问题时,需要收集和整理信息,要采用科学的方法进行数据分析,用数据说话,用事实说话。最常用的为排列图、因果图、直方图、分层法、相关图、控制图及统计分析表七种统计方法。统计方法与PDCA循环关系见表2-1。

表 2-1 统计方法与 PDCA 循环关系表

阶段	步骤	主要方法
P	1.分析现状、找出问题	排列图、直方图、控制图
	2.分析各种影响因素或原因	因果图
	3.找出主要影响因素	排列图、相关图
	4.针对主要原因,制订措施计划	回答"5W2H"(why、what、where、when、who、how、how much)
D	5.执行、实施计划	
C	6.检查计划执行结果	排列图、直方图、控制图
	7.总结成功经验,制订相应标准	制订或修改工作规程,检查规程及有关规章制度
A	8.把未解决或新出现问题转入下一个 PDCA 循环	

第三节　临床护理服务质量管理

一、优质护理服务管理

优质护理服务即深化"以患者为中心"的服务理念,紧紧围绕"改革护理模式、实施岗位管理、履行护理职责、提供优质护理服务、提高护理水平"的工作宗旨,充分调动临床广大护理工作者的积极性,以贴近患者、贴近临床、贴近社会为重点,进一步加强护理专业内涵建设,为人民群众提供全程、全面、优质的护理服务,保证医疗安全,改善患者就医体验,促进医患关系和谐,达到患者满意、社会满意、护士满意、政府满意。

(一)加强护理工作领导,加大支持保障力度

(1)医院要充分认识改善护理服务对于提高医疗服务质量和医院运行效率、促进医院健康可持续发展的重要意义。

(2)要切实加强对护理工作的领导,实行在护理副院长领导下的护理部主任-科护士长-护士长三级垂直管理体系,建立并落实岗位责任制。

(3)要建立人事、财务、医务、护理、后勤、药学等多部门联动机制,采取有效措施提高护士福利待遇,改善护士工作条件。建立医护合作机制,规范临床用药行为。

(二)加强护理人力配备,满足临床护理服务需求

(1)医院要高度重视护士人力资源的配备,优先保证临床护理岗位护士数量,并根据科室疾病特点和护理工作量,合理配置护士。

(2)医院可以聘用并合理配备一定数量、经过规范培训并取得相应资质的护理员,在责任护士的指导和监督下,对患者提供简单的生活护理服务等。要求医院对护理员实施规范管理,严禁护理员代替护士从事治疗性护理专业技术工作,保证护理质量和医疗安全。

(三)加强护士规范培训,提升护理服务能力

医院要加强护士岗位规范化培训,完善以岗位需求为导向、以胜任岗位为核心的护士规范培训机制,结合责任制整体护理要求,制订有针对性的培训内容,提高护士对患者的评估、病情观察、康复指导和护患沟通等能力。

(四)加强科学管理,充分调动护士工作积极性

(1)医院要按照开展护士岗位管理的有关要求,结合实际情况,科学设置护理岗位,明确护理岗位任职条件和工作职责。

(2)责任护士分管患者的原则:①在实施责任制整体护理的基础上,根据患者病情、护理难度和技术要求等要素,对责任护士进行合理分工,分层管理。危重患者护理由年资高、专业能力强的高级责任护士担任,病情稳定的患者可由低年资护士负责。②责任护士分管患者应相对固定,每名责任护士分管患者数量平均为 6~8 人,在此基础上可根据患者病情及护士能力做适当调整。③责任护士在全面评估分管患者病情及自理能力的基础上,要侧重对危重及自理能力缺陷患者的护理,兼顾其他患者,保证按需服务及患者安全。④兼顾临床需要和护士的意愿合理排班,减少交接班次数,以利于责任护士对患者提供全程、连续的护理服务。

(3)护理部应根据护士的工作数量、质量、患者满意度,结合护理岗位的护理难度、技术要求等要素,建立绩效考核制度及考核方案,并将考核结果与护士评优、晋升、奖金分配等结合,实现优劳优酬、多劳多得,调动护士的积极性。

(五)深化优质护理、改善护理服务

1.明确门(急)诊护理服务职责,创新服务形式

(1)医院要建立门(急)诊护理岗位责任制,明确并落实护理服务职责。

(2)优先安排临床护理经验丰富、专业能力强的护士承担分诊工作,做好分诊、咨询、解释和答疑。

(3)对急、危重症患者要实行优先诊治及护送入院。

(4)对候诊、就诊患者要加强巡视,密切观察患者的病情变化,给予及时、有效的处置。

(5)要采取各种措施加强候诊、输液、换药、留观等期间的患者健康教育。

2.规范病房患者入、出院护理流程,改善服务面貌

(1)责任护士应当按照要求为患者提供入、出院护理服务,不得交由进修护士和实习护生代替完成。

(2)有条件的医院,应当明确专(兼)职人员为出院患者提供有针对性的延续性护理服务,保证护理服务的连续性,满足患者需求。

3.落实病房责任制整体护理,规范护理行为

(1)强化病房落实责任制整体护理,根据患者的疾病特点,生理、心理和社会需求,规范提供身心整体护理。责任护士全面履行护理职责,为患者提供医学照顾。协助医师实施诊疗计划,密切观察患者病情,及时与医师沟通。对患者开展健康教育、康复指导,提供心理支持。采用评判性的思维方法提高护理质量及水平。责任护士根据重症患者需求制订护理计划,护理措施落实到位。

(2)要严格落实护理分级制度,按照病情对患者实施全面评估,并予以必要的专业照护。

(3)根据患者病情及护理级别要求定时巡视患者,及时观察病情变化、用药及治疗后反应,发现问题及时与医师沟通,并采取有效措施。

(4)临床护理服务应充分体现专科特色,将基础护理与专科护理有机结合,保障患者安全,体现人文关怀。

(5)要求责任护士在具有专业能力的基础上,对患者实施科学、有效的个性化健康教育,注重用药、检查、手术前后注意事项及疾病相关知识的指导。

(6)中医类医院要广泛应用中医特色护理技术,优化中医护理方案,创新中医护理服务模式,增强中医护理服务能力,充分体现中医护理的特色优势。

4.强化人文关怀意识,加强护患沟通

(1)护士要增强主动服务和人文关怀意识,深化"以患者为中心"的理念,尊重和保护患者隐私,给予患者悉心照护、关爱、心理支持和人文关怀。

(2)要加强与患者的沟通交流,关注患者的不适和诉求,并及时帮助患者解决。

(3)树立良好的护理服务形象,持续改善护理服务态度,杜绝态度不热情、解释没耐心、服务不到位等现象,防止护理纠纷的发生。

二、基础护理及危重护理质量管理

(一)基础护理质量管理要求

(1)患者在住院期间,医护人员根据患者病情和生活自理能力进行综合评定,确定并实施不同级别的护理。分级护理与医嘱、病情、患者生活自理能力相符,标识明确。护士根据患者病情,正确实施基础护理和专科护理,如口腔护理、压疮护理、气道护理及管路护理等,操作过程中需注意保护患者隐私。

(2)病室环境:保持病室环境清洁、整齐、安静、舒适、安全。室内温度保持在18~22 ℃,相对湿度保持在50%~60%为宜。病室定时通风,保证室内空气新鲜。保持床单位清洁、干燥、平整、美观、舒适,患者均穿患者服装。病室物品摆放整齐,床旁桌清洁,床上、床下无杂物,患者通行安全。

(3)患者清洁与皮肤护理:做好患者的生活护理,晨晚间护理质量合格,保证患者"三短",即患者指(趾)甲、头发、胡须短,甲端光洁;"四无",即床上无臭味、褥垫无潮湿、床单位无皱褶,皮肤无压疮;"六洁",即患者面部、口腔、皮肤、手、足、会阴清洁。长期卧床患者,根据病情适时温水擦浴,头发每周清洗,如有异味或不适随时清洗,并梳理整齐。对于有压疮风险的患者采用定时翻身、垫软枕、体位垫、减压床垫、减压贴等方法做好压疮预防。

(4)卧位护理:根据患者病情协助其取舒适体位,协助患者翻身、坐起或床上移动,进行有效咳嗽,有伤口时注意保护伤口,特殊患者根据病情需要保持功能位。

（5）管路护理：管路标识清晰，妥善固定，防止滑脱、扭曲、打折和受压，保持引流通畅，严密观察引流液的颜色、性质及量，预防管路滑脱的发生。

（6）饮食护理：指导患者合理饮食，保持进餐环境清洁，根据患者的需要协助患者进食、进水。

（7）排泄护理：协助卧床患者在床上使用便器，注意会阴部皮肤清洁，有失禁的患者采取相应措施，如留置导尿管。导尿管及尿袋妥善固定，定期更换，及时观察尿液的颜色、性状及量，及时倾倒尿液。

（8）睡眠护理：夜间拉好窗帘，定时熄灯，为患者创造良好的睡眠环境。

（9）巡视病房：护士根据护理级别巡视病房，严密观察患者病情、输液情况、有无输液反应等，了解患者需求，如有特殊情况及时给予相应处理。

（二）危重患者护理质量管理

危重患者是指病情严重，随时可能发生生命危险的患者。危重患者的护理是指用现代监测、护理手段解决危及患者生命和健康的各种问题。面对病情复杂的危重患者，高质量的护理是保证患者生命和健康的前提，也是反映医院护理水平的重要指标。危重患者护理质量在达到基础护理质量标准的同时，还应达到以下要求。

1.保证患者安全

（1）危重患者应进行各项高危评估，并实施相应预防措施。

（2）危重或昏迷患者加床栏，防止坠床。

（3）抽搐患者使用牙垫。

（4）双眼不能闭合的患者，应采用生理盐水浸湿纱布遮盖。

（5）危重患者避免佩戴首饰，贵重物品应交给家属保存。

2.病情观察

（1）护士掌握患者姓名、诊断、病情、治疗、护理、饮食、职业、心理状态、家庭情况、社会关系等，汇报病例应层次清楚、简洁、重点突出。

（2）能运用护理程序密切观察患者病情变化，护理措施具体。准确记录生命体征，详细记录病情变化，即症状、与疾病相关的阴性及阳性体征、特殊检查、治疗性医嘱、液体出入量等。

（3）静脉输液通畅，根据患者病情、年龄及药物性质合理调整滴速，密切观察用药后反应，及时准确做好记录。

（4）管路标识清晰，妥善固定，防止滑脱、扭曲、打折和受压，保持引流通畅，严密观察引流液的颜色、性质及量，预防管路滑脱的发生。

（5）保证患者呼吸道通畅，协助患者排痰，吸痰方法正确，符合操作规程。

（6）严格执行交接班制度和查对制度，对病情变化、抢救经过、用药情况等要做好详细交班，并及时、准确记录危重症患者的护理情况。

第四节 医院感染管理

一、医院环境管理

医院环境卫生管理是医院管理的重要部分，其作用是减少或控制污染源的扩散，保障医院患者、工作人员、社会人群免受有害因素的侵袭和影响，保证医院安全。

（一）医院环境感染危险度分类及管理

医院环境感染危险度分类应依据每个环境区域是否有患者存在，以及是否存在潜在的被患者血液、体液、分泌物、排泄物等污染的可能而进行划分，并针对不同环境感染危险度采取相应的环境清洁卫生等级管理。一般按风险等级划分为低度风险区域、中度风险区域和高度风险区域。

（二）医院治疗环境类别及管理

一般，医院治疗环境分为 4 个类别，对不同类别的治疗环境应制定相应的管理方法及卫生学标准，以达到医院感染控制管理的要求。

1. Ⅰ类环境管理要求

（1）Ⅰ类环境：采用空气洁净技术的诊疗场所，分洁净手术部和其他洁净场所。

（2）Ⅰ类环境卫生标准：空气平均菌落数空气采样器法检测≤150 CFU/m³，平板暴露法检测≤4.0 CFU/（皿 30 分钟），物体表面平均菌落数≤5 CFU/cm²。

（3）Ⅰ类环境的空气消毒方法：采用空气净化技术，把手术环境空气中的微生物粒子及微粒总量降到允许水平，达到Ⅳ级及以上洁净度要求。

2. Ⅱ类环境管理要求

（1）Ⅱ类环境：包括非洁净手术部（室）、产房、导管室、血液病病区、烧伤病区等保护性隔离病区，以及重症监护病区、新生儿室等。

（2）Ⅱ类环境卫生标准：要求空气平均菌落数≤4.0 CFU/（Ⅲ·15 分钟），物体表面平均菌落数≤5 CFU/cm²。

（3）Ⅱ类环境的空气消毒方法：室内应定时清洁、通风换气，必要时可采用下述空气消毒方法。

循环风紫外线空气消毒器：适用于有人状态下的室内空气消毒。这种消毒器由高强度紫外线灯和过滤系统组成，可有效地杀灭进入消毒器空气中的微生物，并有效地滤除空气中的尘埃粒子。使用方法应遵循产品的使用说明，在规定的空间内正确安装使用。消毒时应关闭门窗，进风口、出风口不应有物品覆盖或遮挡。

静电吸附式空气消毒器：适用于有人状态下的室内空气净化。这类消毒器采用静电吸附和过滤材料，消除空气中的尘埃和微生物。使用方法应遵循产品的使用说明，在规定的空间内正确安装使用。消毒时应关闭门窗，进风口、出风口不应有物品覆盖或遮挡，消毒器的循环风量（m³/h）要大于房间体积的 8 倍以上。

紫外线空气消毒：适用于无人状态下的室内空气消毒。紫外线灯采用悬吊式或移动式直接照射。安装时紫外线灯（30 W 紫外线灯，在 1.0 m 处的强调应＞70 μW/cm²）应≥1.5 W/m³，照射时间≥30 分钟，室内温度＜20 ℃或＞40 ℃时，或相对湿度＞60％时，应适当延长照射时间。应保持紫外线灯表面清洁，每周用 75％（体积比）的酒精纱布擦拭一次，发现灯管表面有灰尘、油污应及时清除。

化学消毒方法。①超低容量喷雾法：适用于无人状态下的室内空气消毒。将消毒液雾化成 20 μm 以下的微小粒子，在空气中均匀喷雾，使之与空气中微生物颗粒充分接触，以杀灭空气中微生物。采用 3％过氧化氢、5 000 mg/L 过氧乙酸、500 mg/L 二氧化氯等消毒液，按照 20～30 mL/m³ 的用量加入电动超低容量喷雾器中，接通电源，即可进行喷雾消毒。消毒前关好门窗，喷雾时按先上后下、先左后右、由里向外、先表面后空间，循序渐进的顺序依次均匀喷雾。作用时间：过氧化氢、二氧化氯为 30～60 分钟，过氧乙酸为 60 分钟。消毒完毕，打开门窗彻底通风。喷雾时消毒人员应做好个人防护，佩戴防护手套、口罩，必要时戴防毒面具，穿防护服。喷雾前应将室内易腐蚀的仪器设备，如监护仪、显示器等物品盖好。②熏蒸法：适用于无人状态下的室内空气消毒。利用化学消毒剂具有的挥发性，在一定空间内通过加热或其他方法使其挥发达到空气消毒。采用 0.5％～1.0％（5 000～10 000 mg/L）过氧乙酸水溶液（1 g/m³）或二氧化氯（10～

20 mg/m^3)加热蒸发或加激活剂;或采用臭氧(20 mg/m^3)熏蒸消毒。消毒剂用量、消毒时间、操作方法和注意事项等应遵循产品的使用说明。消毒前应关闭门窗,消毒完毕,打开门窗彻底通风。消毒时房间内温度和相对湿度应适宜,盛放消毒液的容器应耐腐蚀,大小适宜。

3.Ⅲ类环境管理要求

(1)Ⅲ类环境:包括母婴同室,消毒供应中心的检查包装灭菌区和无菌物品存放区,血液透析中心(室),其他普通住院病区等。

(2)Ⅲ类环境卫生标准:要求空气平均菌落数≤4.0 CFU/(Ⅲ·5分钟),物体表面平均菌落数≤10 CFU/cm^2。

(3)Ⅲ类环境的空气消毒方法:室内应定时清洁、通风换气,必要时可采用上述空气消毒方法。

4.Ⅳ类环境管理要求

(1)Ⅳ类环境:包括普通门(急)诊及其检查、治疗室,感染科门诊和病区。感染科的设置要相对独立,内部结构做到布局合理、分区清楚,便于患者就诊,并符合医院感染预防与控制要求。二级综合医院感染科门诊应设置独立的挂号收费室、呼吸道(发热)和肠道疾病患者的各自候诊区和诊室、治疗室、隔离观察室、检验室、放射检查室、药房(或药柜)、专用卫生间;三级综合医院感染科门诊还应设置处置室和抢救室等。感染科门诊应配备必要的医疗、防护设备和设施。设有感染性疾病病房的,其建筑规范、医疗设备和设施应符合国家有关规定。

(2)Ⅳ类环境卫生标准:要求空气平均菌落数≤4.0 CFU/(Ⅲ·5分钟),物体表面平均菌落数≤10 CFU/cm^2。

(3)Ⅳ类环境的空气消毒方法:加强环境的卫生清洁和通风换气,必要时可采用上述空气消毒方法。呼吸道传染病患者所处场所宜采用负压隔离病房。条件受限制的医院可采用通风的方法,包括自然通风和机械通风,采用机械排风更好。或选用安装空气净化消毒装置的集中空调通风系统。

(三)医院环境感染与控制管理要求

医院环境、物体表面污染已成为各种病原体储存的空间。因此,医院环境、物体表面的清洁与消毒应作为医院感染预防与控制的重要环节。地面和物体表面应保持清洁,当有明显污染时,应及时进行消毒处理,所用消毒剂应符合国家相关要求。

1.地面的清洁与消毒

地面无明显污染时,采用湿式清洁。当地面受到患者血液、体液等明显污染时,先用吸湿材料去除可见的污染物,再清洁和消毒。

2.物体表面的清洁与消毒

室内用品如桌、椅、床旁桌等的表面无明显污染时,采用湿式清洁。当地面受到明显污染时,先用吸湿材料去除可见的污染物,然后再清洁和消毒。

(1)环境物体表面根据手的接触频率分为手低频率接触表面和手高频率接触表面。对于手高频率接触的物体表面如门把手、床栏、床旁桌椅、遥控器、设备开关、调节按钮和卫生间的环境表面等,应更加频繁地进行清洁与消毒。对手高频率接触、易污染、难清洁与消毒的表面,可采取屏障保护措施,如使用塑料薄膜、铝箔等覆盖物,并实行一用一更换。邻近患者诊疗区域手高频率接触的物体表面,建议采用目测法、化学法(荧光标记法、荧光粉剂法、ATP法)、微生物法等清洁质量监测方法,确保环境控制持续有效。

(2)实施环境表面清洁单元化,指在终末及日常清洁时,以邻近患者区域内所有手高频率接触的环境物体表面作为独立区域进行清洁,要求湿式打扫避免扬尘,擦拭物体表面的布巾不同患者之间和洁污区域之间应更换,擦拭地面的地巾不同病房及区域之间应更换。用后集中清洗、消毒、干燥保存。清洁剂或消毒剂应按单元使用,现用现配,使用后立即更换。对于接触隔离的患者,宜以每一位患者为清洁单元,若接触隔离预防的患者处于同一病区,视该病区为清洁单元。推荐使用一次性消毒湿巾,避免交叉传播。一次性使用消毒湿巾用后按医疗废物处置。

(3)清洁病房或诊疗区域时,应有序进行,由上而下,由里到外,由轻度污染到重度污染。应遵循清洁单元化操作。

(4)环境或物体表面如有少量血液、体液、分泌物、排泄物等感染性物质的小范围污染时,应立即进行清洁和消毒处理,避免污染物因干燥而凝固在物体表面形成生物膜。如污染量较大时,应使用吸湿材料进行清理后,再行清洁与消毒,以此减少清洁过程中被感染的危险,使用后按医疗废物处置。

(5)医疗设备表面清洁与消毒:各种医疗仪器、设备,如血液净化机、X线机、仪器车和牙科治疗椅等的手柄,以及监护仪、呼吸机、麻醉机、血压计袖带、听诊器等物体表面,这些仪器通常直接或间接地与健康完整的皮肤相接触,因此属于低度危险性物品,使用后立即清洁或低水平消毒。接触隔离患者的低度危险设备宜专人专用。

(6)使用中的新生儿床和保温箱内表面,日常清洁应以清水为主,不应使用任何消毒剂。若需进行消毒,应在终末消毒后应用清水彻底冲净,干燥备用。

(7)患者出院、转出、死亡后,应对环境、物体表面实施终末清洁与消毒,彻底清除传染性病原体。

(8)不要使用高水平消毒剂或灭菌剂对环境进行消毒,不得在患者诊疗区域采用消毒剂进行环境喷雾消毒。

3.感染风险高的部门其地面和物体表面的清洁与消毒

感染风险高的部门,如手术部、产房、导管室、洁净病房、骨髓移植病房、器官移植病房、重症监护病房、新生儿室、血液透析病房、烧伤病房、口腔科、检验科等病房与部门的地面与物体表面,应保持清洁、干燥,每天进行消毒,遇明显污染时应及时去污、清洁与消毒。地面消毒应采用含有效氯 500 mg/L 的消毒液擦拭,作用 30 分钟。物体表面消毒方法同地面,或采用 1 000～2 000 mg/L 季铵盐消毒液擦拭。

避免在重点区域(如烧伤病房、手术部、重症监护室和实验室)使用地垫,以防发生血液、体液等污染时不宜清洁与消毒。

4.清洁工具的消毒

清洁工具应分区使用,实行颜色标记。擦拭布巾用后清洗干净,在含有效氯 250 mg/L 的消毒液(或其他有效消毒液)中浸泡 30 分钟,冲净消毒液,干燥备用。地巾用后清洗干净,在含有效氯 500 mg/L 的消毒液中浸泡 30 分钟,冲净消毒液,干燥备用。或采用自动清洗与消毒机,将使用后的布巾、地巾等物品放入清洗机内,按照清洗器产品的使用说明进行清洗与消毒,一般程序包括水洗、洗涤剂洗、清洗、消毒、烘干,取出备用。

二、医疗用品管理

(一)概念

1.清洁
去除物体表面的有机物、无机物和可见污染物。

2.清洗
去除诊疗器械、器具和物品上的污物。流程包括冲洗、洗涤、漂洗和终末漂洗。

3.消毒
清除或杀灭传播媒介上的病原微生物,使其达到无害化。

4.灭菌
杀灭或清除医疗器械、器具和物品上的一切微生物。

（二）消毒灭菌作用水平及方法

根据消毒因子的适当剂量（浓度）或强度和作用时间对微生物的杀灭能力，可将其分为 4 个作用水平的消毒方法。

1.灭菌法

灭菌法：可杀灭一切微生物（包括细菌芽孢）。耐高温、耐湿的物品和器材首选高压蒸汽灭菌法或干热灭菌法。怕热、忌湿的物品和器材，应选择低温灭菌法消毒灭菌。

2.高水平消毒法

高水平消毒法：能杀灭一切细菌繁殖体包括分枝杆菌、病毒、真菌及其孢子和绝大多数细菌芽孢。

（1）物理方法：热力、电离辐射、微波、紫外线等。

（2）化学方法：含氯消毒剂、戊二醛、过氧乙酸、臭氧、过氧化氢等。

3.中水平消毒法

中水平消毒法：能杀灭除细菌芽孢以外的各种病原微生物，包括分枝杆菌。

（1）物理方法：超声波。

（2）化学方法：碘类、醇类、酚类。

4.低水平消毒法

低水平消毒法：能杀灭细菌繁殖体（分枝杆菌除外）和亲脂病毒。

（1）物理方法：通风换气、冲洗。

（2）化学方法：单链季铵盐类（苯扎溴铵等）、双胍类、中草药消毒剂及金属离子消毒剂等。

（三）医疗用品危险度分类及管理

根据物品污染后导致感染的风险高低及在患者使用之前的消毒和灭菌要求进行医疗物品危险度分类。

1.高度危险性物品

高度危险性物品是指进入人体无菌组织、器官、脉管系统，或有无菌体液从中流过的物品或接触破损皮肤、破损黏膜的物品。如手术器材、穿刺针、腹腔镜、心脏导管、植入物、活检钳、输液（血）器材、注射药物和液体、透析器、血制品、导尿管、膀胱镜等物品应采用灭菌方法，达到灭菌水平。

2.中度危险性物品

中度危险性物品是指与完整黏膜相接触，而不进入人体无菌组织、器官和血流,也不接触破损皮肤、破损黏膜的物品。如呼吸机管道、胃肠道内镜、麻醉机管道、肛门直肠压力测量导管等物品可选用中水平消毒法。但消毒要求并不相同,如气管镜、喉镜、口表、肛表、压舌板等必须达到高水平消毒。

3.低度危险性物品

低度危险性物品是指与完整皮肤接触而不与黏膜接触的器材,如毛巾、脸盆、便器、痰盂(杯)、地面、餐具、茶具、墙面、床旁桌、病床及围栏、床面、被褥、听诊器、血压计袖带等物品,可选用低水平消毒法或只进行一般清洁处理。仅在特殊情况下,这类物品才需做特殊要求的消毒处理。

(四)无菌物品管理和使用要求

1.无菌物品管理要求

(1)无菌物品存放间应保持环境清洁,有独立的储备空间,温度≤24 ℃,相对湿度≤70%。

(2)无菌物品应分类放置,固定位置,标识清楚。

(3)无菌物品存放柜应距地面高度≥20 cm,距离墙≥5 cm,距离天花板≥50 cm。

(4)接触无菌物品前应洗手或手消毒。

(5)无菌物品存放有效期:储存环境的室温低于24 ℃,且相对湿度低于70%时,使用纺织品包装的无菌物品有效期宜为14天,未达到此标准时,有效期宜为7天。医用一次性纸袋包装的无菌物品,有效期宜为1个月;使用一次性医用皱纹纸、一次性纸塑袋、医用无纺布、硬质容器包装的无菌物品,有效期宜为6个月。

(6)无菌物品应遵循先进先出的使用原则。

2.无菌物品使用要求

(1)无菌物品按灭菌日期依次放入专柜,过期应重新进入标准清洗、消毒、灭菌程序。

(2)无菌物品必须一人一用一灭菌。

(3)无菌持物钳在干燥的无菌持物钳罐内保存,每4小时更换一次,或使用一次性单包装镊子;无菌干燥敷料罐、无菌治疗巾包、器械盒开启后应注明开启时间,并在24小时内更换,进行消毒灭菌。内置消毒液的无菌敷料罐(酒精棉球、碘伏棉球)应每周消毒2次。

(4)抽吸的药液(放置在无菌环境下)及配制好的静脉输注用无菌液体,超过2小时后不得使用。启封抽吸的各种溶媒超过24小时不得使用,宜采用小包装。

（5）一次性小包装的皮肤消毒剂应注明开启日期或失效日期,有效期1周,使用后立即加盖,保持密闭;重复使用的盛放消毒剂的容器,应每周清洁、消毒1次,并达到相应的消毒与灭菌水平。对于性能不稳定的消毒剂如含氯消毒剂,配制后使用时间不应超过24小时。

（6）无菌棉签宜使用小包装。打开小包装后注明开启时间,不得超过4小时。

（7）任何种类的无菌物品及化学消毒剂均在有效期内使用。

（8）一次性物品必须一次性使用,不得复用。

（五）重复使用后的诊疗器械、器具及物品处理管理要求

（1）病房使用后的器械、器具及物品不得在病区内清点。无明显污染的器械、器具及物品直接置于封闭的容器中,对沾染血液、脓液及污染严重的器械,使用者应立即进行初步冲洗处理并密闭放置。不能及时回收者应采用多酶或保湿清洗液（按厂家说明书要求配制）喷洒在器械表面并放置密闭容器中,防止干燥,由消毒供应中心集中回收处理。

（2）被朊病毒、气性坏疽、破伤风及突发原因不明的传染病病原体污染的可重复使用的诊疗器械、器具和物品,应使用双层黄色医疗废物包装袋封闭包装并标明感染性疾病的名称,由消毒供应中心单独回收处理。被不明传染病病原体污染的手术器械、器具与物品,其消毒原则如下:在传播途径不明时,应按照多种传播途径,确定消毒的范围;按病原体所属类别中抵抗力最强的微生物,确定消毒的剂量（可按杀灭细菌芽孢的剂量或浓度确定,如含有效氯 2 000～5 000 mg/L 的消毒液浸泡 30 分钟可杀灭细菌芽孢）;医护人员做好职业防护。

（3）氧气吸入装置及湿化瓶处置:①湿化液应采用新制备的冷开水/新制备的蒸馏水,24 小时更换1次,储存容器每周消毒1次。②采用鼻导管持续吸氧患者应每天更换鼻导管1次,鼻塞导管吸氧患者每3天更换1次。③非一次性湿化瓶清洗干净后,首选湿热消毒或采用含有效氯 500 mg/L 的消毒液浸泡30分钟,用新制备的白开水或无菌水冲净晾干备用,每周消毒2次。如停止吸氧应及时消毒,干燥保存。一次性湿化瓶每3天更换1次并注明更换时间。④连续使用面罩吸氧,吸氧面罩每天更换1次。

（4）超声雾化器具处置:面罩与螺纹管一人一用一消毒,用后清洗干净,首选湿热消毒,化学消毒可选用含有效氯 500 mg/L 的消毒液浸泡30分钟（感染患者应采用含有效氯 1 000 mg/L 的消毒液）,清水洗净晾干,清洁保存备用;或使用75%酒精作用5分钟,晾干,保存备用。氧气雾化器药杯专人专用,用后清洗干净,干燥保存。

(5)简易呼吸器用后处理:简易呼吸器使用后可放至盒内,送消毒供应中心处理。无条件者可在病房处置室处理,其方法如下:操作者戴一次性手套在流动水下冲净分泌物,松解各部件,并充分浸泡于含有效氯 500～1 000 mg/L 的消毒液中 30 分钟,取出后在流动水下反复冲洗;储氧袋采用含有效氯 500～1 000 mg/L 的消毒液擦拭消毒,然后在流动水下冲净,各部件均干燥后保存于清洁盒内。

(6)吸引器瓶用后处理:用后冲洗干净,浸泡于含有效氯 500～1 000 mg/L 的消毒液中 30 分钟,取出后在流动水下反复冲洗,干燥备用。

(7)体温计消毒及检查方法:体温计应一人一用,用后消毒。凡接触黏膜的口表、肛表应采用高水平消毒,用后浸泡于含有效氯 1 000～1 500 mg/L 的消毒液中 30 分钟,取出后在流动水下反复冲洗,干燥备用;腋下使用的体温计只接触皮肤可采用中水平消毒,用后完全浸泡于 75% 酒精中 30 分钟,取出后干燥备用。酒精应每周更换 1 次,容器每周清洁、消毒 1 次。

在使用新的体温计前及每周消毒体温计后,应校对其准确性,其方法如下:将全部体温计甩至 35 ℃ 以下,于同一时间放入已测好的 35 ℃ 以下的水中,3 分钟后取出检视,凡误差在 0.2 ℃ 以上或玻璃管有裂痕者,不能再使用;合格的体温计干燥后放入容器内备用。体温计数量较多时应分批次检查,保证检查的准确性。

(8)止血带应保持洁净,每天用后集中清洁处置,干燥保存。隔离患者必须专用,每次用后采用含有效氯 1 000 mg/L 的消毒液浸泡 30 分钟后用清水冲净晾干,干燥保存。

(9)接触皮肤的医疗器械、器具及物品,如听诊器、监护仪导联、血压计袖带等,应保持清洁,被污染时应及时清洁与消毒。隔离患者必须专用,出院或转科后采用含有效氯 1 000 mg/L 的消毒液浸泡30分钟,清水洗后晾干。

(10)治疗车上物品应摆放有序,上层放置清洁与无菌物品,下层放置使用后物品;治疗车应配备速干手消毒剂,每天进行清洁与消毒,如遇污染应随时进行清洁与消毒。

(11)床单位的消毒要求:①患者住院期间地面及床单位的床体、床旁桌、床旁椅(凳)等表面无明显污染时,每天采用湿式清洁;当受到血液、体液等明显污染时,先用吸湿材料去除可见污染物,再清洁和消毒。出院时进行终末消毒,消毒方法采用含有效氯 500 mg/L 的消毒液或季铵盐类物体表面消毒剂擦拭,并用床单位消毒器进行消毒。②患者的床上用品如床单、被套、枕套等,应一人一更换;住院时间超过一周时应每周更换;遇污染时及时更换。更换后的用品应及时清洗与消毒。③床单位使用的被芯、枕芯、床垫、床褥等每年定期清洗与消毒;遇污染及时更换、清洗与消毒;甲类及按甲类管理的传染病患者、不明原因病原体感染患者、多重耐药菌感染患者使用后的上述物品应按照相关要求严格处理。④病床隔帘根据使用频率每 3～6 个月清洗消毒 1 次,遇污染及时清洗消毒。

(12)患者生活卫生用品清洁与消毒:生活卫生用品如毛巾、面盆、痰盂(杯)、便器、餐饮具等,应保持清洁,个人专用,定期消毒;患者出院、转院或死亡后应对其使用过的生活卫生用品进行终末消毒。有条件的病区污染间可配置便器清洗消毒器。

三、手卫生

洗手作为一种简单而经济的操作方法,在控制医源性感染和耐药性细菌方面起着重要的作用。保持良好的卫生习惯,避免经手造成环境、医疗器具、患者用品等污染,防止直接或间接造成患者或医护人员的感染,是提高医疗质量、保障患者和医护人员安全等工作的一项重要内容。

(一)手卫生的定义

手卫生为医护人员洗手、卫生手消毒和外科手消毒的总称。

1.洗手

洗手是指医护人员用肥皂(皂液)和流动水清洁双手,去除手部皮肤污垢、碎屑和部分致病菌的过程。

2.卫生手消毒

卫生手消毒是指医护人员用速干手消毒剂揉搓双手,以减少手部暂居菌的过程。

3.外科手消毒

外科手消毒是指外科手术前医护人员用肥皂(皂液)和流动水洗手,再用手消毒剂清除或者杀灭手部暂居菌和减少常居菌的过程。使用的手消毒剂可具有持续抗菌活性。

(二)洗手与卫生手消毒设施

(1)设置流动水洗手设施。

(2)手术部、产房、导管室、层流洁净病房、骨髓移植病房、器官移植病房、重症监护病房、新生儿室、母婴室、血液透析病房、烧伤病房、感染疾病科、口腔科、消毒供应中心等重点部门应配备非接触式洗手设施。有条件的医疗机构在诊疗区域均应配备非接触式洗手设施。

(3)应配备清洁剂,宜为一次性包装。重复使用的容器应每周清洁与消毒。

(4)应配备干手物品或者设施,避免二次污染。

(5)应配备合格的速干手消毒剂,并符合下列要求:①应符合国家有关规定;②宜使用一次性包装;③医护人员对选用的手消毒剂应有良好的接受性,手消毒剂无异味、无刺激性等;④易挥发的醇类产品开瓶后使用有效期不超过 30 天;不易挥发的产品开瓶后使用有效期不超过 60 天。

(6)手卫生设施的设置位置应方便医护人员、患者和陪护人员使用,应有醒目、正确的手卫生标识。

(三)手卫生应遵循的原则

1.基本要求

(1)手部指甲长度不应超过指尖。

(2)手部不应戴戒指等装饰物。

(3)手部不应戴人工指甲、涂抹指甲油。

2.洗手、卫生手消毒应遵循的原则

(1)当手部有血液或其他体液等肉眼可见的污染时,应用肥皂(皂液)和流动水洗手。

(2)手部没有肉眼可见的污染时,宜使用速干手消毒剂消毒双手代替洗手。

(3)接触患者的血液、体液、分泌物、排泄物及被传染性致病微生物污染的物品后,或直接为传染病患者进行检查、治疗、护理或处理传染病患者的污物之后,应先洗手,然后进行卫生手消毒。

(四)洗手指征

(1)直接接触每个患者前后,从同一患者身体的污染部位移动到清洁部位时。

(2)接触患者黏膜、破损皮肤或伤口前后,接触患者的血液、体液、分泌物、排泄物、伤口敷料等之后。

(3)穿脱隔离衣前后,摘手套后。

(4)进行无菌操作,接触清洁、无菌物品之前。

(5)接触患者周围环境及物品后。

(6)处理药物或配餐前。

(五)洗手方法

(1)在流动水下,使双手充分淋湿。

（2）取适量肥皂（皂液），均匀涂抹至整个手掌、手背、手指和指缝。

（3）认真揉搓双手至少15秒，应注意清洗双手所有皮肤，包括指背、指尖和指缝，按七步洗手法认真揉搓。

（4）在流动水下彻底冲净双手，擦干，取适量护手液护肤。

（5）如为手拧式水龙头，则应采用防止手部再污染的方法关闭水龙头。

（六）卫生手消毒方法

医护人员卫生手消毒应遵循以下方法：①取适量的速干手消毒剂于掌心。②严格按照七步洗手法的揉搓步骤进行揉搓，作用时间1分钟。③揉搓时保证手消毒剂完全覆盖手部皮肤，直至手部干燥。

（七）外科手消毒方法

应遵循先洗手后消毒的原则，进行不同患者的手术、手套破损或手被污染、术中更换手术衣时，应重新进行外科手消毒。方法如下。

（1）修剪指甲，挫平甲缘，清除指甲下的污垢。

（2）流动水下冲洗双手、前臂和上臂下1/3。

（3）取适量的皂液或其他清洗剂按七步洗手法清洗双手、前臂和上臂下1/3，用无菌巾擦干。

（4）取适量的手消毒剂按七步洗手法揉搓双手、前臂和上臂下1/3，至消毒剂干燥。

第三章　给药与标本采集技术

第一节　静脉血标本采集

一、目的

(1)留取全血标本。

(2)留取血清标本。

(3)留取血培养标本,培养检测血液中的病原菌。

二、评估

(一)评估患者

(1)双人核对医嘱。

(2)核对患者床号、姓名、病历号和腕带(请患者自己说出床号和姓名)。

(3)评估患者寒战或发热的高峰时间。

(4)评估患者病情和年龄、临床诊断、抗生素使用情况、意识状态和配合能力。

(5)评估穿刺部位皮肤、血管状况和肢体活动度。

(6)向患者解释操作目的、方法、注意事项和指导患者配合。

(二)评估环境

安静整洁,宽敞明亮。

三、操作前准备

(一)人员准备

仪表整洁,符合要求。洗手,戴口罩。

(二)物品准备

治疗车上层放置治疗盘(内置无菌棉签、安尔碘、排液小碗)、止血带、采血垫巾、一次性注射器 2 支或真空采血器 2 套、血培养瓶 1 个或一次性真空血培养瓶 1 个、血培养单、快速手消毒剂,按需要准备酒精灯、火柴,以上物品符合要求,均在有效期内。治疗车下层放置医疗废物桶、生活垃圾桶、锐器盒。

四、操作程序

(一)核对患者信息

携用物推车至患者床旁,操作者拿化验单、标本容器与患者核对床号、姓名、病历号和腕带(请患者自己说出床号和姓名)。

(二)协助患者摆好体位

协助患者取安全舒适体位,暴露穿刺部位,穿刺部位下方铺采血垫巾,取出止血带垫于穿刺部位下方。

(三)消毒皮肤

取出干棉签,常规消毒皮肤,消毒后的棉签置于医疗废物桶内。

(四)放置止血带

系好止血带,止血带距进针部位 7.5～10.0 cm。

(五)注射器采血

(1)持一次性注射器,按将针头旋紧。

(2)取一根干棉签夹于右手中指与环指间备用。

(3)再次核对患者床号和姓名。

(4)右手持注射器,嘱患者握拳,穿刺,抽血,按静脉注射法行静脉穿刺,见回血后抽取所需血量。

(5)抽血完毕,松止血带,嘱患者松拳,迅速拔出针,按压局部 1～2 分钟。

(6)将血液注入标本容器。

全血标本:取下针头,将血液沿管壁缓慢注入盛有抗凝剂的试管内,使血液与抗凝剂充分混匀。

血清标本:取下针头,将血液沿管壁缓慢注入干燥试管内。

血培养标本:先除去密封瓶铝盖中心部分,常规消毒瓶塞,更换针头后将血液注入瓶内,轻轻摇匀。如有培养瓶需要打开瓶盖注入血液:点燃酒精灯,血培养的瓶口在酒精灯火焰上消毒,取下针头后将血液缓缓注入标本容器,旋紧瓶塞,轻轻摇匀。

(六)用物处理

(1)棉签放于医疗废物桶内,针头直接放入锐器盒内,将采血器浸泡于含有效氯 500 mg/L 的消毒液中。

(2)对折取出止血带与垫巾,垫巾放入生活垃圾桶,将止血带浸泡于含有效氯 500 mg/L 的消毒液中。

(七)协助患者恢复体位

协助患者恢复舒适体位,整理床单位,呼叫器放于患者枕边,并做好解释工作。

(八)穿刺后消毒

快速手消毒剂消毒双手,推车回治疗室,整理用物。

(九)送检

洗手,脱口罩,及时送检血标本。

五、注意事项

(1)严格执行查对制度和无菌操作制度。

(2)血培养瓶应在室温下避光保存。

(3)根据是否使用过抗生素,准备合适的需氧瓶和厌氧瓶。

(4)间歇性寒战者应在寒战或体温高峰前取血;当预测寒战或高热时间有困难时,应在寒战或发热时尽快采集血培养标本。

(5)已使用过抗生素治疗的患者,应在下次使用抗生素前采取血培养标本。

(6)血标本注入厌氧菌培养瓶时,注意勿将注射器中空气注入瓶内。

(7)两次血培养标本采集时间至少间隔 1 小时。

(8)经外周穿刺的中心静脉导管采取血培养标本时,每次至少采集 2 套血培养,其中 1 套从独立外周静脉采集,另一套从导管采集。2 套血培养的采血时间必须接近(<5 分钟),并做好标记。

(9)一次性真空血培养瓶的采集方法同真空静脉采血方法。

第二节　咽拭子标本采集

一、目的

取咽部和扁桃体分泌物做细菌培养或病毒分离,以协助诊断。

二、评估

(一)评估患者

(1)双人核对医嘱,标签贴于标本容器上。

(2)核对患者床号、姓名、病历号和腕带(请患者自己说出床号和姓名)。

(3)评估患者的病情、意识状态、治疗情况、心理状态和配合能力。

(4)向患者和家属解释标本采集的目的、方法、注意事项和配合要点。

(二)评估环境

安静整洁,宽敞明亮,室温适宜,光线充足。

三、操作前准备

(一)人员准备

仪表整洁,符合要求。洗手,戴口罩。

(二)物品准备

治疗车上层放置无菌咽拭子培养管、酒精灯、火柴、压舌板(必要时使用)、手电筒、化验单、快速手消毒剂,以上物品符合要求,均在有效期内。治疗车下层放置生活垃圾桶、医疗废物桶。

四、操作程序

(1)携用物推车至患者床旁,操作者拿化验单与患者核对床号、姓名、病历号和腕带(请患者自己说出床号和姓名)。

(2)协助患者取安全舒适体位。

(3)点燃酒精灯,嘱患者张口发"啊"音,暴露咽喉,用培养管内的消毒长棉签擦拭两侧腭弓和咽、扁桃体上的分泌物。

(4)试管口在酒精灯火焰上消毒,然后将留取好标本的棉签快速插入试管中,塞紧。

(5)再次核对患者床号和姓名。

(6)快速手消毒剂消毒双手,推车回治疗室,及时送检。

(7)洗手,按要求书写护理记录单。

第三节　痰标本采集

一、目的

(一)常规痰标本

检查痰液中的细菌、虫卵或癌细胞等。

(二)痰培养标本

检查痰液中的致病菌,为选择抗生素提供依据。

(三)24小时痰标本

检查24小时的痰量,并观察痰液的性状,协助诊断或做浓集结核分枝杆菌检查。

二、评估

(一)评估患者

(1)双人核对医嘱。核对化验条码后贴在标本瓶上。

(2)评估患者的病情、治疗、排痰情况和配合程度。

(3)评估患者口腔黏膜有无异常。

(4)观察痰液的颜色、性质、量、分层、气味、黏稠度和有无肉眼可见的异常物质等。

(5)向患者解释操作目的、方法、注意事项和指导患者配合。

(二)评估环境

安静整洁,宽敞明亮,必要时遮挡。

三、操作前准备

(一)人员准备

仪表整洁,符合要求。洗手,戴口罩。

(二)物品准备

治疗车上层放置的物品:根据检验目的的不同,准备痰盒或无菌痰盒、漱口溶液或广口大容量集痰瓶、漱口杯、快速手消毒剂。如患者无力咳嗽或不合作者,准备集痰器、吸引器、吸痰管、一次性无菌手套.以上物品符合要求,均在有效期内。治疗车下层放置生活垃圾桶、医疗废物桶。

四、操作程序

(一)核对患者信息

携用物推车至患者床旁,操作者拿化验单与患者核对床号、姓名、病历号和腕带(请患者自己说出床号和姓名)。

(二)协助患者摆好体位

协助患者取安全舒适体位。

(三)收集痰标本

1.常规标本

(1)自行咳痰采集法:晨痰为佳,用冷开水漱口,深吸气数次后用力咳出气管深部痰液置于痰盒中,标本量不少于 1 mL。痰量少或无痰患者可用10%盐水雾化吸入后,将痰液咳出。

(2)无力咳痰或不合作者:取合适体位,叩击患者胸背部,集痰器分别连接吸引器和吸痰管吸痰,置痰液于集痰器中。

2.痰培养标本

(1)自行咳痰采集法:晨起、漱口,深呼吸数次后用力咳出气管深处的痰液置于无菌痰盒。

(2)无力咳痰或不合作者:取合适体位,叩击患者胸背部,集痰器分别连接吸引器和吸痰管吸痰,置痰液于集痰器中。

3.24 小时痰标本

(1)晨起(7 时)漱口后第一口痰起至次晨(7 时)漱口后第一口痰止。在广口集痰瓶内加入少量清水。患者起床后漱口后第一口痰液开始留取,至次日晨起床后最后一口痰结束,全部痰液留入集痰瓶内,记录痰标本总量、外观和性状。

(2)无力咳痰或不合作者:患者取适当半卧位,先叩击患者背部,然后将集痰器与吸引器连接,抽取痰液 2~5 mL 于集痰器内。

(四)再次核对患者信息

再次核对患者床号和姓名。

(五)送检

快速手消毒剂消毒双手,推车回治疗室,及时送检。

(六)记录

洗手,按要求书写护理记录单。

五、注意事项

(1)除 24 小时痰培养标本外,痰液收集时间宜选择在清晨。

(2)查痰培养和肿瘤细胞的标本应及时送检。

(3)告知患者避免唾液、漱口水、鼻涕等混入痰中。

第四节　尿培养标本采集

一、目的

明确尿液中致病菌,为临床诊断和治疗提供依据。

二、评估

(一)评估患者

(1)双人核对医嘱。

(2)核对患者床号、姓名、病历号和腕带(请患者自己说出床号和姓名)。

(3)评估患者病情和年龄、临床诊断、意识状态和配合能力。

(4)评估患者排尿时间和次数,目前是否使用抗生素。

(5)向患者解释操作目的、方法、注意事项和指导患者配合。

(二)评估环境

安静整洁,宽敞明亮,必要时遮挡。

三、操作前准备

(一)人员准备

仪表整洁,符合要求。洗手,戴口罩。

(二)物品准备

治疗车上层放置碘伏、无菌治疗盘、棉球、无菌标本瓶、酒精灯、火柴、持物钳、一次性手套,以上物品符合要求,均在有效期内。治疗车下层放置生活垃圾桶、医疗废物桶。

四、操作程序

(1)携用物推车至患者床旁,操作者拿化验单与患者的床号、姓名、病历号和腕带(请患者自己说出床号和姓名)。

(2)嘱患者用清水、肥皂清洁外阴。

(3)用 0.05%碘伏溶液将无菌治疗盘中的棉球浸湿,放置于无菌盘中备用。

(4)护士关闭门窗,拉好隔帘,注意保护患者隐私。

(5)嘱患者平卧位,双腿屈起外展暴露会阴部。护士为患者进行局部消毒 2 次,并注意患者保暖。

(6)点燃酒精灯,护士戴一次性手套用持物钳夹住无菌标本瓶,消毒标本瓶瓶口,嘱患者排一部分尿于便盆中,护士持无菌瓶留取患者中段尿液,尿量大于 10 mL。燃烧瓶口消毒后盖紧瓶盖,立即送检。

(7)安置好患者,协助患者穿衣保暖。

(8)快速手消毒剂消毒双手,推车回治疗室,整理用物。

五、注意事项

(1)严格执行无菌操作。

(2)尿液收集要新鲜,放置时间不宜超过 1 小时,否则会产生大量细菌,出现假阳性。

(3)膀胱内尿液停留时间短(<6 小时),或饮水太多稀释了尿中细菌,会影响结果的准确性。

(4)中段尿收集不符合标准:外阴消毒对尿培养影响很大,消毒液过多而混入尿标本,抑制了细菌生长,出现假阴性结果。留取尿液时瓶口不要被会阴部皮肤污染。

(5)尿培养前曾使用抗菌药物,可出现假阴性。

(6)采集尿液,最好留清晨第一次尿液。

第五节 皮 下 注 射

一、目的

(1)注入小剂量药物,用于不宜口服给药而需在一定时间内发生药效时。

(2)预防接种。

(3)局部供药,如局部麻醉用药。

二、评估

(一)评估患者

(1)双人核对医嘱。

(2)核对患者床号、姓名、病历号和腕带(请患者自己说出床号和姓名)。

(3)评估患者病情、意识状态、配合能力、用药史、过敏史等。

(4)向患者解释操作目的和过程,取得患者配合。

(5)查看注射部位皮肤情况(皮肤颜色,有无皮疹、感染)。

(6)协助患者取舒适坐位或卧位。

(二)评估环境

安静整洁,宽敞明亮,必要时遮挡。

三、操作前准备

(一)人员准备

仪表整洁,符合要求。洗手,戴口罩。

(二)按医嘱配制药液

(1)操作台上放置注射盘、纸巾、无菌治疗巾、无菌镊子、2 mL 注射器、医嘱用药液、安尔碘、75%酒精、无菌棉签。

(2)双人核对药液标签、药名、浓度、剂量、有效期、给药途径。

(3)检查瓶口有无松动,瓶身有无破裂,药液有无混浊、沉淀、絮状物和变质。

(4)检查注射器、安尔碘、75％酒精、无菌棉签等,包装有无破裂,是否在有效期内。

(5)按正规操作抽吸药液,并贴好标识,置于无菌盘内。

(6)再次核对药液,记录时间并签字。

(三)物品准备

治疗车上层放置无菌盘(内置抽吸好的药液)、治疗盘(内置安尔碘、75％酒精)、注射单、快速手消毒剂,以上物品符合要求,均在有效期内。治疗车下层放置生活垃圾桶、医疗废物桶、锐器盒。

四、操作程序

(1)携用物推车至患者床旁,核对床号、姓名、病历号和腕带(请患者自己说出床号和姓名)。

(2)根据注射目的选择注射部位:上臂三角肌下缘、两侧腹壁、后背、大腿前侧和外侧等。

(3)常规消毒皮肤,待干。

(4)二次核对患者床号、姓名和药名。

(5)排尽空气,取干棉签夹于左手示指与中指之间。

(6)一手绷紧皮肤,另一手持注射器,示指固定针栓,针头斜面向上,与皮肤成 30°～40°角(过瘦患者可捏起注射部位皮肤,并减少穿刺角度)快速刺入皮下,深度为针梗的 1/2～2/3;松开紧绷皮肤的手,抽动活塞,如无回血,缓慢推注药液。

(7)注射完毕用无菌干棉签轻压针刺处,快速拔针后按压片刻。

(8)再次核对患者床号、姓名和药名,注射器按要求放置。

(9)协助患者取舒适体位,整理床单位,并告知患者注意事项。

(10)快速手消毒剂消毒双手,记录时间并签字。

(11)推车回治疗室,按医疗废物处理原则处理用物。

(12)洗手,根据病情书写护理记录单。

五、注意事项

(1)遵医嘱和药品说明书使用药品。

(2)长期注射者应注意更换注射部位。

(3)注射中、注射后观察患者不良反应和用药效果。

(4)注射＜1 mL 药液时须使用 1 mL 注射器,以保证注入药液剂量准确无误。

（5）持针时，右手示指固定针栓，但不可接触针梗，以免污染。

（6）针头刺入角度不宜超过45°，以免刺入肌层。

（7）尽量避免应用对皮肤有刺激作用的药物做皮下注射。

（8）若注射胰岛素时，需告知患者进食时间。

第六节　输液泵使用

一、目的

（1）精确控制单位时间内静脉输液的量。

（2）持续监测静脉输液过程中的各种异常情况，提高输液安全性。

二、评估

（一）评估患者

（1）双人核对医嘱。

（2）核对患者床号、姓名、病历号和腕带（请患者自己说出床号和姓名）。

（3）评估患者病情和年龄，意识状态和配合能力。

（4）评估患者穿刺部位皮肤和血管情况：皮肤完整，血管有弹性。

（5）向患者解释操作目的和过程，取得患者配合。

（6）询问患者是否需要去卫生间。

（7）备好输液架于床旁，并告知患者下床时注意安全。

（二）评估环境

安静整洁，宽敞明亮；床旁有电源，电源设备完好。

三、操作前准备

（一）人员准备

仪表整洁，符合要求。洗手，戴口罩。

（二）输液泵检查

接通输液泵电源，检查输液泵处于完好备用状态。核对根据医嘱所配制的药液，药液包装完好，无混浊、无沉淀，在有效期内。

(三)药液配制

遵医嘱配制药液。

(四)物品准备

治疗车上层放置输液泵、药液袋、治疗盘(内置安尔碘、无菌棉签、输液胶贴、排液用小碗、备用输液器和头皮针各 1 套)、止血带、输液垫巾、快速手消毒剂、输液巡视卡。以上物品符合要求,均在有效期内。治疗车下层放置医疗废物桶、生活垃圾桶、锐器盒、含有效氯 500 mg/L 的消毒液桶。

四、操作程序

(1)携用物推车至患者床旁,核对患者床号、姓名、病历号和腕带(请患者自己说出床号和姓名)。

(2)将输液泵固定在输液架上,接通电源。

(3)将输液袋挂在输液架上,取下输液器外包装,取出输液器,排气管弃于锐器盒内,输液袋外包装弃于生活垃圾桶内。拧紧头皮针与输液器连接处,打开水止,常规排气通过过滤器至输液器头皮针上方,关闭水止。

(4)打开输液泵门,将茂菲氏滴管下段输液管部分正确安装在输液泵内,关闭输液泵门。

(5)打开输液泵电源开关,根据医嘱调节输液速度和预定输液量(经双人核对)。

(6)备好输液胶贴于治疗盘内侧,协助患者取舒适卧位。

(7)暴露患者穿刺部位皮肤,将输液垫巾垫于穿刺部位下方,取出止血带垫于穿刺部位下方,系好止血带,止血带位于穿刺点上方 7.5～10.0 cm 处。

(8)安尔碘棉签消毒穿刺部位皮肤,以穿刺点为中心,由内向外螺旋式旋转擦拭消毒皮肤,直径＞5 cm,棉签用后弃于医疗废物桶内。

(9)再次核对患者床号、姓名和药名。

(10)松开水止,撤去头皮针护帽弃于生活垃圾桶内,启动输液泵,排净输液器下端气体于小碗内,暂停输液泵。

(11)嘱患者握拳,使静脉充盈,绷紧穿刺部位皮肤进针,见回血后再将针头沿静脉送入少许,松开止血带,嘱患者松拳。

(12)护士以拇指固定头皮针翼,用第 1 条胶贴固定头皮针翼,启动输液泵,再取一条带无菌敷料的胶贴贴于穿刺点处,第 3 条胶贴固定好过滤器上方的输液器,第 4 条胶贴固定盘好的头皮针导管,4 条胶贴平行贴放,不得重叠。

(13)将输液垫巾与止血带对折取出,将垫巾弃于生活垃圾桶,止血带泡入含有效氯 500 mg/L 的消毒液桶内。

(14)再次观察回血,确保输液通畅。整理患者衣物和床单位,观察患者有无输液反应,将呼叫器放于患者枕边。

(15)快速手消毒剂消毒双手,再次核对患者床号、姓名和药名,书写输液巡视卡并签字,将输液巡视卡挂于输液架上。

(16)推车回治疗室,按医疗废物处理原则处理用物。

(17)洗手,在输液卡上签字并记录时间。书写护理记录单。

五、注意事项

(1)正确设定输液速度和其他参数,防止因设定错误延误治疗。

(2)随时查看输液泵的工作状态,及时排除报警、故障,防止液体输入失控。

(3)注意观察患者穿刺部位皮肤情况,防止发生液体外渗,出现外渗及时给予相应处理。

(4)使用输液泵输液时,应先确定输液通畅,然后再输入药物。

第七节 口服给药

一、目的

(1)协助患者遵照医嘱安全、正确地服下药物,从而减轻症状、治疗疾病,维持正常生理功能。

(2)协助诊断和预防疾病。

二、评估

(一)评估患者

(1)双人核对医嘱。

(2)核对床号、姓名、病历号和腕带(请患者自己说出床号和姓名)。

(3)评估患者病情、意识状态,是否留置鼻胃管,有无吞咽困难、呕吐、禁食,生命体征和血糖情况等。

(4)评估患者对服药相关知晓、心理反应和合作程度。

(二)评估环境

安静整洁,宽敞明亮。

三、操作前准备

(一)人员准备

仪表整洁,符合要求。洗手、戴口罩。

(二)物品准备

发药车上层放置口服药单、药盘、药物、药杯(必要时准备药匙、量杯、滴管、吸水管等)、温开水、治疗巾,以上物品符合要求,均在有效期内。发药车下层放置生活垃圾桶、医疗废物桶、含有效氯 500 mg/L 的消毒液桶。

四、操作程序

(1)按发药时间携用物推车至患者床旁,将口服药单与床号、姓名、病历号和腕带核对(请患者自己说出床号和姓名)。

(2)协助患者取舒适体位,保证水温适宜,再将口服药发给患者。

(3)协助患者服药,并确认患者服下。

(4)发药后,应再次核对口服药单和患者信息,在发药单上签名和发药时间。

(5)告知患者服药后的注意事项,如有不适及时呼叫,将信号灯放在触手可及处。

(6)将使用后的口服药杯放进含有效氯 500 mg/L 的消毒液桶内。

(7)快速手消毒剂消毒双手,推车回治疗室,按医疗废物分类处理原则处理用物。

五、注意事项

(1)注意药物之间的配伍禁忌。

(2)用温开水而不用茶水服药。

(3)对牙齿有腐蚀作用的药物应用吸水管吸服后漱口。

(4)吞服缓释片、肠溶片、胶囊时不可嚼碎。

(5)舌下含片应放舌下或两颊黏膜与牙齿之间待其溶化。

(6)一般情况下,健胃药宜在饭前服,助消化药和对胃黏膜有刺激性的药物宜在饭后服,催眠药在睡前服,驱虫药在空腹或半空腹状态下服用。

(7)抗生素和磺胺类药物需在血液内保持有效浓度,应准时服药。

（8）服用对呼吸道黏膜起安抚作用的药物后不宜多饮水。

（9）某些磺胺类药物经肾脏排出，尿少时易析出结晶堵塞肾小管，服药后多饮水。

（10）服强心苷类药物时需加强对心率与心律的监测，脉率低于 60 次/分或节律不齐时应暂停服用，并告知医师。

（11）不能吞咽的患者和鼻饲患者，将药研碎后溶解，从胃管注入，注入前后用少许温开水冲净胃管，并记录。

（12）当患者外出不在病房时，在其床头桌上放置提示牌，提醒患者回病室后与护士联系，及时补发并在相应位置上签字，补发药物时核对过程同发药程序。

第四章 神经内科护理

第一节 癫痫

一、概念和特点

癫痫是由不同病因导致脑部神经元高度同步化异常放电所引起的,以短暂性中枢神经系统功能失常为特征的慢性脑部疾病,是发作性意识丧失的常见原因。因异常放电神经元的位置和异常放电波及的范围不同,患者可表现为感觉、运动、意识、精神、行为、自主神经功能障碍。每次发作或每种发作的过程称为痫性发作。

癫痫是一种常见病,流行病学调查显示其发病率为 5‰~7‰,全国约有650 万~910 万患者。癫痫可见于各个年龄组,青少年和老年是癫痫发病的两个高峰人群。

二、病理生理

癫痫的病理改变呈现多样化,我们通常将癫痫病理改变分为两类,即引起癫痫发作的病理改变和癫痫发作引起的病理改变,这对于明确癫痫的致病机制以及寻求外科手术治疗具有十分重要的意义。

海马硬化肉眼可见海马萎缩、坚硬,组织学表现为双侧海马硬化病变多呈现不对称性,往往发病一侧有明显的海马硬化表现,而另一侧海马仅有轻度的神经元脱失。镜下典型表现是神经元脱失和胶质细胞增生,且神经元的脱失在癫痫易损区更为明显。

三、发病机制

神经系统具有复杂的调节兴奋和抑制的机制,通过反馈活动,使任何一组神经元的放电频率不会过高,也不会无限制地影响其他部位,以维持神经细胞膜电位的稳定。无论是何种原因引起的癫痫,其电生理改变是一致的,即发作时大脑神经元出现异常的、过度的同步性放电。其原因为兴奋过程的过盛、抑制过程的衰减和/或神经膜本身的变化。脑内最重要的兴奋性递质为谷氨酸和天门冬氨酸,其作用是使钠离子和钙离子进入神经元,发作前,病灶中这两种递质显著增加。不同类型癫痫的发作机制可能与异常放电的传播有关:异常放电被局限于某一脑区,表现为局灶性发作;异常放电波及双侧脑部,则出现全面性癫痫;异常放电在边缘系统扩散,引起复杂部分性发作,异常放电传至丘脑神经元被抑制,则出现失神发作。

四、病因与诱因

癫痫根据其发病原因的不同通常分原发性(也称特发性)癫痫、继发性(也称症状性)癫痫以及隐源性癫痫。

原发性癫痫指病因不清楚的癫痫,目前临床上倾向于由基因突变和某些先天因素所致,有明显遗传倾向。继发性癫痫是由多种脑部器质性病变或代谢障碍所致,这种癫痫比较常见。

(一)年龄

特发性癫痫与年龄密切相关。婴儿痉挛症在 1 岁内起病,6～7 岁为儿童失神发作的发病高峰期,肌阵挛在青春期前后发作。

(二)遗传因素

在特发性和症状性癫痫的近亲中,癫痫的患病率分别为 $1\%\sim6\%$ 和 1.5%,高于普通人群。

(三)睡眠

癫痫发作与睡眠-觉醒周期关系密切,全面强直-阵挛发作常发生于晨醒后,婴儿痉挛症多于醒后和睡前发作。

(四)环境因素

睡眠不足、疲劳、饥饿、便秘、饮酒、情绪激动等均可诱发癫痫发作,内分泌失调、电解质紊乱和代谢异常均可影响神经元放电阈值而导致癫痫发作。

五、临床表现

(一)共性

所有癫痫发作都有的共同特征,包括发作性、短暂性、重复性、刻板性。

(二)个性

不同类型癫痫所具有的特征,如全身强直-阵挛性发作的特征是意识丧失、全身强直性收缩后有阵挛的序列活动;失神发作的特征是突然发生、迅速终止的意识丧失;自动症的特征是伴有意识障碍,看似有目的,实际无目的的行动,发作后遗忘是自动症的重要特征。

评估癫痫的临床表现时,需了解癫痫整个发作过程如发作方式、发作频率、发作持续时间,包括当时环境,发作时姿态、面色、声音、有无阵挛性抽搐和喷沫,有无自主神经症状、自动症或行为、精神失常及发作持续时间等。

癫痫每次发作及每种发作的短暂过程称为痫性发作。依据发作时的临床表现和脑电图特征可将痫性发作分为不同临床类型(表 4-1)。

表 4-1　国际抗癫痫联盟癫痫发作分类

分类	发作形式
部分性发作	单纯部分性:无意识障碍
	复杂部分性:有意识障碍
	部分性继发全身发作:部分性发作起始发展为全面性发作
全面性发作	失神发作
	强直性发作
	阵挛性发作
	强直性阵挛性发作
	肌阵挛发作
	失张力发作
不能分类的发作	起源不明

1.部分性发作

部分性发作包括单纯部分性发作、复杂部分性发作、部分性继发全身性发作 3 类。

(1)单纯部分性发作:除具有癫痫的共性外,发作时意识始终存在,发作后能复述发作的生动细节是单纯部分性发作的主要特征。①运动性发作:身体某一局部发生不自主抽搐,多见于一侧眼睑、口角、手指或足趾也可波及一侧面部肢体。②感觉性发作:一侧肢体麻木感和针刺感,多发生于口角、手指、足趾等部位,特殊感觉性发作可表现为视觉性(闪光、黑矇)、听觉性、嗅觉性和味觉性发作。③自主神经性发作:全身潮红、多汗、呕吐、腹痛、面色苍白、瞳孔散大等。④精神性发作:各种类型的记忆障碍(似曾相识、强迫思维)、情感障碍(无名恐惧、忧郁、愤怒等)、错觉(视物变形、声音变强或变弱)、复杂幻觉等。

(2)复杂部分性发作:占成人癫痫发作的 50% 以上,有意识障碍,发作时对外界刺激无反应,以精神症状及自动症为特征,病灶多在颞叶,故又称颞叶癫痫。①自动症:指在癫痫发作过程中或发作后意识模糊状态下出现的具有一定协调性和适应性的无意识活动。自动症均在意识障碍的基础上发生,表现为反复咀嚼、舔唇、反复搓手、不断穿衣、解衣扣,也可表现为游走、奔跑、乘车、上船,还可以出现自言自语、唱歌或机械重复原来的动作。②仅有意识障碍。③先有单纯部分性发作,继之出现意识障碍。④先有单纯部分性发作,后出现自动症。

(3)部分性继发全身性发作:先出现部分性发作,随之出现全身性发作。

2.全面性发作

最初的症状学和脑电图提示发作起源于双侧脑部者,这种类型的发作多在发作初期就有意识丧失。

(1)强直-阵挛发作:意识丧失和全身抽搐为特征,表现为全身骨骼肌持续性收缩,四肢强烈伸直,眼球上翻,呼吸暂停,喉部痉挛,发出叫声,牙关紧闭,意识丧失。持续 10~20 秒后出现细微的震颤,继而出现连续、短促、猛烈的全身屈曲性痉挛,阵挛的频率达到高峰后逐渐减慢至停止,一般持续 30 秒左右。阵挛停止后有 5~8 秒的肌肉弛缓期,呼吸先恢复,心率、血压、瞳孔等后恢复正常,可发现大小便失禁,5~10 分钟后意识才完全恢复。

(2)强直性发作:为与强直-阵挛性发作中强直期相同的表现,常伴有明显的自主神经症状如面色苍白等。

(3)阵挛性发作:类似全身强直-阵挛性发作中阵挛期的表现。

(4)失神发作:儿童期起病,青春期前停止发作。发作时患者意识短暂丧失,停止正在进行的活动,呼之不应,两眼凝视不动,可伴咀嚼、吞咽等简单的不自主动作,或伴失张力如手中持物坠落等。发作过程持续 5~10 秒,清醒后无明显不适,继续原来的活动,对发作无记忆。每天发作数次至数百次不等。

(5)肌阵挛发作:是由于头、颈、躯干和四肢突然短暂单次或反复肌肉抽搐,累及一侧或两侧肢体的某一肌肉的一部分或整块肌肉,甚至肌群。发作常不伴有意识障碍,睡眠初醒或入睡过程易犯,还可呈成串发作。累及全身时常突然倒地或从椅子中弹出。

(6)失张力发作:部分或全身肌肉张力突然降低导致垂颈、张口、肢体下垂和跌倒。持续数秒至1分钟。

六、辅助检查

脑电图、脑电地形图、动态脑电图监测:可见明确病理波、棘波、尖波、棘-慢波或尖-慢波。如为继发性癫痫应进一步行头颅CT、头颅MRI、MRA、DSA等检查评估,发现相应的病灶。

脑电生理检查是诊断癫痫的首选检查,脑电图检查(EEG)是将脑细胞微弱的电活动放大10^6倍而记录下来,癫痫波常为高波幅的尖波、棘波、尖-慢波或棘-慢波。

应用视频脑电图系统可进行较长时间的脑电图记录和患者的临床状态记录,使医师能直接观察到脑电图上棘波发放的情况及患者临床发作的情况,可记录到多次睡眠EEG,尤其是在浅睡状态下发现异常波较清醒状态可提高80%,为癫痫的诊断、致痫灶的定位及癫痫的分型提供可靠的依据。

影像学检查是癫痫定位诊断的最佳手段。CT和MRI检查可以了解脑组织形态结构的变化,进而作出病变部位和性质的诊断。

七、治疗

(一)治疗原则

药物治疗为主,达到控制发作或最大限度地减少发作次数;没有或只有轻微的不良反应;尽可能不影响患者的生活质量。

(二)病因治疗

有明确病因者首先进行病因治疗,如手术切除颅内肿瘤、药物治疗寄生虫感染、纠正低血糖、低血钙等。

(三)发作时治疗

立即让患者就地平卧;保持呼吸道通畅,吸氧;防止外伤及其他并发症;应用地西泮或苯妥英钠预防再次发生。

发作间歇期治疗:服用抗癫痫药物。

八、护理评估

(一)一般评估

1.生命体征

癫痫发作时心率增快,血压升高。由于患者意识障碍,牙关紧闭,呼吸道分泌物增多等因素影响,很可能导致呼吸减慢甚至暂停,引起缺氧。

2.患者主诉

(1)诱因:发病前有无疲劳、饥饿、便秘、经期、饮酒、感情冲动、一过性代谢紊乱和变态反应等因素影响;过去患者有无重要疾病,如颅脑外伤、脑炎、脑膜炎、心脏疾病;家族成员是否有癫痫患者或与之相关疾病患者。

(2)发作症状:发作时有无意识障碍、时间和地点的定向障碍、记忆丧失、身体或局部的不自主抽搐程度及持续时间。

(3)发病形式:发作的频率,持续时间及复发的时间,症状的部位、范围、性质、严重程度等。

(4)既往检查、治疗经过及效果,是否有遵医嘱治疗。目前情况包括使用药物的名称、剂量、用法和有无不良反应。

3.相关记录

患者年龄、性别、体重、体位、饮食、睡眠、皮肤、液体出入量、NIHSS评分、GCS评分、Norton评分、吞咽功能障碍评定、癫痫发作评估表等记录结果。

(二)身体评估

1.头颈部

患者意识是否清楚,是否存在感觉异常和幻觉现象。眼睑是否抬起,眼球是否上窜或向一侧偏转,两侧瞳孔是否散大,瞳孔对光反射是否消失,角膜反射是否正常。面部表情是否淡漠、颜色是否发绀,有无面肌抽搐。有无牙关紧闭,口舌咬伤,吞咽困难,饮水呛咳,有无声音嘶哑或其他语言障碍。咽反射是否存在。

2.胸部

肺部听诊是否异常,防止舌后缀或口鼻分泌物阻塞呼吸道。

3.腹部

患者有无腹胀,有无大、小便失禁,并观察大小便的颜色、量和性质,听诊肠鸣音有无减弱。

4.四肢

四肢有无震颤、抽搐、肌阵挛等不自主运动或瘫痪,四肢有无外伤等。四肢肌力及肌张力,痛刺激有无反应。抽搐后肢体有无脱臼。

(三)心理-社会评估

癫痫是一种慢性疾病,且顽固性癫痫长期反复发作,严重影响日常工作学习,降低生活质量,加之担心随时可能发作,患者不但忍受着躯体的痛苦,还受着家庭的歧视、社会的偏见,而这一切深深地影响患者的身心健康。患者有时会感到恐惧、焦虑、紧张等,因此需对癫痫患者进行社会-心理评估,进行思想上的疏导,使其生活在一个良好的生活环境里,从而保持愉快的心情、良好的情绪以积极的态度面对疾病。

目前癫痫患者社会-心理评估主要包括语言能力测试、记忆能力测试、智力水平测试,以及生活质量评估。

(四)用药评估

癫痫患者用药评估包含以下几个方面:用药依从性(包括漏服情况和按时用药情况)、对药品知识的知晓程度、患者用药的合理性(包括平均用药品种数和按等间隔用药情况);癫痫症状的控制情况,以治疗前 3 个月内患者的各种发作类型发作频率记录为基线,与治疗后 6 个月的发作频率进行比较,以发作频率减少 50% 为有效标准;患者用药的安全性(包括出现药品不良反应和血药浓度监测)情况、患者的复诊率以及对用药教育的满意度。

九、主要护理诊断/问题

(1)有窒息的危险:与癫痫发作时意识丧失、喉痉挛、口腔和气道分泌物增多有关。

(2)有受伤的危险:与癫痫发作时意识突然丧失,判断力失常有关。

(3)知识缺乏:缺乏长期、正确服药的知识。

(4)气体交换受损:癫痫持续状态、喉头痉挛所致呼吸困难或肺部感染有关。

(5)潜在并发症:脑水肿、酸中毒、水电解质紊乱。

十、护理措施

(一)保持呼吸道通畅

置患者于头低侧卧位或平卧位头偏向一侧;松开领带和衣扣,解开腰带;取下活动性义齿,及时清除口腔和鼻腔分泌物;立即放置压舌板,必要时用舌钳将舌拖出,防止舌后坠阻塞呼吸道;癫痫持续状态者插胃管进行鼻饲,防止误吸,必要时备好床旁吸引器和气管切开包。

（二）病情观察

密切观察患者的生命体征及意识、瞳孔变化，注意发作过程中有无心率增快、血压升高、呼吸减慢或暂停、瞳孔散大、牙关紧闭、大小便失禁等；观察并记录发作的类型、发作频率与发作持续时间；观察发作停止后患者意识完全恢复的时间，有无头痛、疲乏及行为异常。

（三）发作期安全护理

告知患者有前驱症状时立即平卧；活动状态时发作，陪伴者应立即将患者缓慢置于平卧位，防止外伤，切忌用力按压患者抽搐的肢体，以防骨折和脱臼；将压舌板或筷子、纱布、手绢、小布卷等置于患者口腔一侧上下臼齿之间，防止舌、口唇和颊部咬伤；用棉垫或软垫对跌倒时易擦伤的关节加以保护；癫痫持续状态、极度躁动或发作停止后意识恢复过程中有短时躁动的患者，应由专人守护，加保护性床栏，必要时用约束带适当约束。遵医嘱立即缓慢静脉注射地西泮，快速静脉滴注甘露醇，注意观察用药效果和有无出现呼吸抑制、肾脏损害等不良反应。

（四）发作间期安全护理

给患者创造安全、安静的休息环境，保持室内光线柔和，无刺激；床两侧均安装带床栏套的床栏；床旁桌上不放置热水瓶，玻璃杯等危险物品。对于有癫痫发作病史并有外伤病史的患者，在室内显著位置放置"谨防跌倒，小心舌咬伤"的警示牌，随时提醒患者、家属及医护人员做好防止发生意外的准备。

（五）心理护理

对癫痫患者心理问题疏导应从其原因入手，建立良好的沟通技巧，通过鼓励、疏导的方式解除其精神负担，进行情感交流，提高自尊和自信，以积极配合治疗。同时消除患者家属的偏见和歧视，使患者得到家庭的支持，以提高治疗效果。

（六）健康教育

1.服药指导

讲解按医嘱规范用药的重要意义，特别强调按期限、按时间、按用量服药对病情控制的重要性，擅自停、换药物和私自减量对机体的危害，使患者或家属重视疾病及规范服药，积极配合治疗，如有漏服，一般在下一次服药时补上。定期检测血药浓度，并调整药物剂量。

2.生活指导

对患者和家属进行癫痫知识的宣教，如疾病的病因、发病机制、症状、治疗等,宣教中与患者建立良好的护患关系,进行全程健康教育、个体化教育。癫痫患者生活中要注意生活规律、注意休息、保持充足的睡眠、适当运动、增强机体抵抗力,避免剧烈运动,尽量避免疲劳和减少参加带电磁辐射的娱乐活动。不宜从事高空作业、水上作业、驾驶等带有危险性的工作。饮食宜清淡,不吃辛辣刺激性食物和兴奋性食品如可乐、浓茶等,戒烟、酒,保持大便通畅。告知患者外出时随身携带写有姓名、年龄、所患疾病、住址、家人联系方式的信息卡。在病情未得到良好控制时,室外活动或外出就诊时应有家属陪伴,佩戴安全帽。特发性癫痫且有家族史的女患者,婚后不宜生育,双方均有癫痫,或一方有癫痫,另一方有家族史者不宜结婚。

3.就诊指标

患者出现意识障碍,精神障碍,某一局部如眼睑、口唇、面部甚至四肢肌肉不自主抽搐,口吐白沫等症状时应立即就诊;服药期间应定期复诊,查血常规、肝功能和血药浓度,监控药物疗效及不良反应,调整用药。

十一、护理效果评估

(1)患者呼吸道通畅,无窒息发生。

(2)患者无跌倒、无损伤发生。

(3)患者癫痫控制良好,且无药物不良反应发生。

第二节 面神经炎

一、概念和特点

面神经炎是由茎乳孔内面神经非特异性炎症所致的周围性面瘫,又称为特发性面神经麻痹,或称贝尔麻痹,是一种最常见的面神经瘫痪疾病。

二、病理生理

其早期病理改变主要为神经水肿和脱髓鞘,严重者可出现轴突变性,以茎乳孔和面神经管内病变尤为显著。

三、病因与诱因

面神经炎的病因尚未完全阐明。受凉、感染、中耳炎、茎乳孔周围水肿及面神经在面神经管出口处受压、缺血、水肿等均可引起发病。

四、临床表现

(1)本病任何年龄、任何季节均可发病,男性比女性略多。一般为急性发病,常于数小时或1~3天内症状达到高峰。

(2)主要表现为一侧面部表情肌瘫痪,额纹消失,不能皱额蹙眉;眼裂闭合不能或闭合不完全;患侧鼻唇沟变浅,口角歪向健侧(露齿时更明显);吹口哨及鼓腮不能等。

(3)病初可有侧耳后麻痹或下颌角后疼痛。少数人可有茎乳孔附近及乳突压痛。面神经病变在中耳鼓室段者可出现说话时回响过度和患侧舌前2/3味觉缺失。影响膝状神经节者,除上述表现外,还出现患侧乳突部疼痛,耳郭与外耳道感觉减退,外耳道或鼓膜出现疱疹,称为Hunt综合征。

五、辅助检查

面神经传导检查对早期(起病5~7天)完全瘫痪者的预后判断是一项有用的检查方法,肌电图检查表现为患侧诱发的肌电动作电位M波波幅明显减低,如为对侧正常的30%或以上者,则可望在2个月内完全恢复。如为10%~29%者则需要2~8个月才能恢复,且有一定程度的并发症;如仅为10%以下者则需要6~12个月才有可能恢复,并常伴有并发症(面肌痉挛等);如病后10天内出现失神经电位,恢复时间将延长。

六、治疗

改善局部血液循环,减轻面部神经水肿,促使功能恢复。

(1)急性期应尽早使用糖皮质激素,可用泼尼松30 mg口服,1次/天,或地塞米松静脉滴注10 mg/d,疗程1周左右,并用大剂量维生素B_1、B_{12}肌内注射,还可以采用红外线照射或超短波透热疗法。若为带状疱疹引起者,可口服阿昔洛韦7~10天。眼裂不能闭合,可根据情况使用眼膏、眼罩,或缝合眼睑以保护角膜。

(2)恢复期可进行面肌的被动或主动运动训练,也可采用碘离子透入理疗、针灸、高压氧等治疗。

(3)2~3个月后,对自愈较差的高危患者可行面神经减压手术,以争取恢复的机会。发病后1年以上仍未恢复者,可考虑整容手术或面-舌下神经或面-副神经吻合术。

七、护理评估

(一)一般评估

1.生命体征

一般无特殊,体温升高常见于感染。

2.患者的主诉

(1)诱因:发病前有无受凉、感染、中耳炎。

(2)发作症状:发作时有无侧耳后麻痹或下颌角后疼痛,一侧面部表情肌瘫痪,额纹消失,不能皱额蹙眉;眼裂闭合不能或闭合不完全;患侧鼻唇沟变浅,口角歪向健侧(露齿时更明显);不能吹口哨及鼓腮。

(3)发病形式:是否为急性发病,持续时间,发病的部位、范围、性质、严重程度等。

(4)既往检查、治疗经过及效果,是否有遵医嘱治疗。目前情况包括使用药物的名称、剂量、用法和有无不良反应。

3.其他

体重与身高[体重指数(BMI)]、体位、皮肤黏膜、饮食状况及排便情况的评估和/或记录结果。口腔卫生评估:评估患者的口腔卫生清洁程度,患侧脸颊是否留有食物残渣。疼痛的评估:使用口诉言词评分法、数字等级评定量表、面部表情测量图对疼痛程度、疼痛控制及疼痛不良作用的评估。

(二)身体评估

1.头颈部

(1)外观评估:患侧额皱纹是否变浅,眼裂是否增宽。鼻唇沟是否变浅,口角是否低,口是否向健侧歪斜。

(2)运动评估:让患者做皱额、闭眼、吹哨、露齿、鼓气动作,比较两侧是否相等。

(3)味觉评估:让患者伸舌,检查者以棉签或毛笔蘸少许试液(醋、盐、糖等),轻擦于舌前部,如有味觉可用手指预定符号表示,不能伸舌和讲话。先试可疑一侧再试健侧。每种味觉试验完毕时,需用温水漱口,一般舌尖对甜、咸味最敏感,舌后对酸味最敏感。

2.胸部

无特殊。

3.腹部

无特殊。

4.四肢

无特殊。

(三)心理-社会评估

(1)了解患者对疾病知识特别是预后的了解。

(2)观察患者有无心理异常的表现,患者面部肌肉出现瘫痪,自身形象改变,容易导致其焦虑和急躁的情绪。

(3)了解患者家庭经济状况,家属及社会支持程度。

(四)辅助检查结果的评估

1.常规检查

一般无特殊,注意监测体温、血常规有无异常。

2.面神经传导检查

有无异常。

(五)常用药物治疗效果的评估

以糖皮质激素为主要用药。

(1)服用药物的具体情况:是否餐后服用,主要剂型、剂量与持续用药时间。

(2)胃肠道反应评估:这是口服糖皮质激素最常见的不良反应,主要表现为上腹痛、恶心及呕吐等。

(3)出血评估:糖皮质激素可诱发或加剧胃十二指肠溃疡的发生,严重时引起出血甚至穿孔。患者服药期间,应定期检测血常规和异常出血的情况。

(4)体温变化及其相关感染灶的表现:糖皮质激素对机体免疫反应有多个环节的抑制作用,削弱机体的抵抗力。与容易诱发各种感染有关,尤其是上呼吸道、泌尿道、皮肤(含肛周)的感染。

(5)神经精神症状的评估:小剂量糖皮质激素可引起精神欣快感,而大剂量则出现兴奋、多语、烦躁不安、失眠、注意力不集中和易激动等精神症状,少数尚可出现幻觉、幻想谵妄、昏睡等症状,也有企图自杀者,这种精神失常可迅速恶化。

八、主要护理诊断/问题

(1)身体意象紊乱:与面神经麻痹所致口角歪斜等有关。

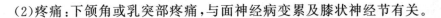

(2)疼痛:下颌角或乳突部疼痛,与面神经病变累及膝状神经节有关。

九、护理措施

(一)心理护理

患者突然出现面部肌肉瘫痪,自身形象改变,害怕遇见熟人,不敢出现在公共场所。容易导致焦虑、急躁情绪。应观察有无心理异常的表现,鼓励患者表达对面部形象改变后的心理感受和对疾病预后担心的真实想法;告诉患者本病大多预后良好,并介绍治愈病例,指导克服焦躁情绪和害羞心理,正确对待疾病,积极配合治疗;同时护士在与患者谈话时应语言柔和、态度和蔼亲切,避免任何伤害患者自尊的言行。

(二)休息与修饰指导

急性期注意休息,防风、防寒,尤其患侧耳后茎乳孔周围应予以保护,预防诱发疾病。外出时可戴口罩,系围巾,或使用其他改善自身形象的恰当修饰。

(三)饮食护理

选择清淡饮食,避免粗糙、干硬、辛辣食物,有味觉障碍的患者应注意食物的冷热度,以防烫伤口腔黏膜;指导患者饭后及时漱口,清除口腔患侧滞留食物,保持口腔清洁,预防口腔感染。

(四)预防眼部并发症

眼睑不能闭合或闭合不全者予以眼罩、眼镜遮挡及点眼药水等保护,防止角膜炎、溃疡。

(五)功能训练

指导患者尽早开始面肌的主动与被动运动。只要患侧面部能运动,就应进行面肌功能训练,可对着镜子做皱眉、举额、闭眼、露齿、鼓腮和吹口哨等运动,每天数次,每次 5~15 分钟,并辅以面肌按摩,以促进早日康复。

(六)就诊指标

受凉、感染、中耳炎后出现一侧面部表情肌瘫痪,额纹消失,不能皱额蹙眉;眼裂闭合不能或闭合不完全;患侧鼻唇沟变浅,口角歪向健侧(露齿时更明显);不能吹口哨和鼓腮以及侧耳后麻痹或下颌角后疼痛,应及时就医。

十、护理效果评价

(1)患者能够正确对待疾病,积极配合治疗。

（2）患者能够掌握相关疾病知识，做好外出时自我防护。

（3）患者口腔清洁舒适，无口腔异物、异味及口臭，无烫伤。

（4）患者无角膜炎、溃疡的发生。

（5）患者积极参与康复锻炼，坚持自主面肌功能训练。

（6）患者对治疗效果满意。

第三节　三叉神经痛

一、概念和特点

三叉神经痛是一种原因未明的三叉神经分布区内闪电样反复发作的剧痛，不伴三叉神经功能破坏的症状，又称为原发性三叉神经痛。

二、病理生理

三叉神经感觉根切断术活检可见神经节消失、炎症细胞浸润，神经鞘膜不规则增厚、髓鞘瓦解，轴索节段性蜕变、裸露、扭曲、变形等。

三、病因与诱因

原发性三叉神经痛病因尚未完全明了，周围学说认为病变位于三叉神经节到脑桥间部分，是由于多种原因引起的压迫所致；中枢学说认为三叉神经痛为一种感觉性癫痫样发作，异常放电部位可能在三叉神经脊束核或脑干。

发病机制迄今仍在探讨之中。较多学者认为是各种原因引起三叉神经局部脱髓鞘产生异位冲动，相邻轴索纤维伪突触形成或产生短路，轻微痛觉刺激通过短路传入中枢，中枢传出冲动亦通过短路传入，如此叠加造成三叉神经痛发作。

四、临床表现

（1）70％～80％的病例发生在 40 岁以上，女性稍多于男性，多为一侧发病。

（2）以面部三叉神经分布区内突发的剧痛为特点，似触电、刀割、火烫样疼痛，以面颊部、上下颌或舌疼痛最明显；口角、鼻翼、颊部和舌等处最敏感，轻触、轻叩即可诱发，故有"触发点"或"扳机点"之称。严重者洗牙、刷牙、谈话、咀嚼都可以诱发，以致不敢做这些动作。发作时患者常常双手紧握拳或握物或用力按压痛部，或用手擦痛部，以减轻疼痛。因此，患者多出现面部皮肤粗糙，色素沉着、眉毛脱落等现象。

(3)每次发作从数秒至 2 分钟不等。其发作来去突然,间歇期完全正常。

(4)疼痛可固定累及三叉神经的某一分支,尤以第 2、第 3 支多见,也可以同时累及 2 支,同时 3 支受累者少见。

(5)病程可呈周期性,开始发作次数较少,间歇期长,随着病程进展使发作逐渐频繁,间歇期缩短,甚至整日疼痛不止。本病可以缓解,但极少自愈。

(6)原发性三叉神经痛者神经系统检查无阳性体征。继发性三叉神经疼痛,多伴有其他脑神经及脑干受损的症状及体征。

五、辅助检查

(一)螺旋 CT 检查

螺旋 CT 检查能更好地显示颅底三孔区正常和病理的颅脑组织结构和骨质结构。对于发现和鉴别继发性三叉神经痛的原因及病变范围尤为有效。

(二)MRI 综合成像

快速梯度回波加时间飞跃法即 TOF 技术。它可以同时兼得三叉神经和其周围血管的影像,已作为 MRI 对于三叉神经痛诊断和鉴别诊断的首选检查。

六、治疗

(一)药物治疗

卡马西平首选,开始为 0.1 g,2 次/天,以后每天增加 0.1 g,最大剂量不超过 1.0 g/d。直到疼痛消失,然后再逐渐减量,最小有效维持剂量常为 0.6~0.8 g/d。如卡马西平无效可考虑苯妥英钠 0.1 g 口服3 次/天。如两药无效时可试用氯硝西泮 6~8 mg/d 口服。40%~50%的患者可有效控制发作,25%疼痛明显缓解。可同时服用大剂量维生素 B_{12},1 000~2 000 μg,肌内注射,2~3 次/周,4~8 周为 1 个疗程,部分患者可缓解疼痛。

(二)经皮半月神经节射频电凝治疗法

采用射频电凝治疗对大多数患者有效,可缓解疼痛数月至数年。但可致面部感觉异常、角膜炎、复视、咀嚼无力等并发症。

(三)封闭治疗

药物治疗无效者可行三叉神经纯乙醇或甘油封闭治疗。

(四)手术治疗

以上治疗长达数年无效且又能耐受开颅手术者可考虑三叉神经终末支或三

叉神经节内感觉支切断术,或行微血管减压术。手术治疗虽然止痛效果良好,但也有可能失败,或产生严重的并发症,术后复发,甚至有生命危险等。因此,只有经过上述几种治疗后仍无效且剧痛难忍者才考虑手术治疗。

七、护理评估

(一)一般评估

1.生命体征

一般无特殊。

2.患者的主诉

有无三叉神经痛的临床表现。

3.相关记录

患者神志、年龄、性别、体重、体位、饮食、睡眠、皮肤等记录结果。尤其对疼痛的评估:包括对疼痛程度、疼痛控制及疼痛不良作用的评估。主要包括以下3方面。

(1)疼痛强度的单维测量。

(2)疼痛分成感觉强度和不愉快两个维度来测量。

(3)对疼痛经历的感觉、情感及认知评估方面的多维评估。

(二)身体评估

1.头颈部

(1)角膜反射:患者向一侧注视,用捻成细束的棉絮由外向内轻触角膜,反射动作为双侧直接和间接的闭眼活动。角膜反射可以受多种病变的影响。如一侧三叉神经受损造成角膜麻木时,刺激患侧角膜则双侧均无反应,而在做健侧角膜反射时,仍可引起双侧反应。

(2)腭反射:用探针或棉签轻刺软腭弓、咽腭弓边缘,正常时可引起腭帆上提,伴恶心或呕吐反应。当一侧反射消失,表明检查侧三叉神经、舌咽神经和迷走神经损伤。

(3)眉间反射:用叩诊锤轻轻叩击两眉之间的部位,可出现两眼轮匝肌收缩和两眼睑闭合。一侧三叉神经及面神经损伤,均可使该侧眉间反射减弱或消失。

(4)运动功能的评估:检查时,首先应注意观察患者两侧颞部及颌部是否对称,有无肌萎缩,然后让患者用力反复咬住磨牙,检查时双手掌按触两侧咬肌和颞肌,如肌肉无收缩,或一侧有明显肌收缩减弱,即有判断价值。另外可嘱患者张大口,观察下颌骨是否有偏斜,如有偏斜证明三叉神经运动支受损。

(5)感觉功能的评估:检查时,可用探针轻划(测触感)与轻刺(测痛感)患侧的三叉神经各分布区的皮肤与黏膜,并与健侧相比较。如果痛觉丧失时,需再做温度觉检查,以试管盛冷热水试之。可用两支玻璃管分盛 0～10 ℃的冷水和 40～50 ℃温水交替地接触患者的皮肤,请其报出"冷"和"热"。

2.胸部

无特殊。

3.腹部

无特殊。

4.四肢

无特殊。

(三)心理-社会评估

1.疾病知识

患者对疾病的性质、过程、防治及预后知识的了解程度。

2.心理状况

了解疾病对其日常生活、学习和工作的影响,患者能否面对现实、适应角色转变,有无人格改变、反应迟钝、记忆力及计算力下降或丧失等精神症状。

3.社会支持系统

了解家庭的组成、经济状况、文化教育背景;家属对患者的关心、支持以及对患者所患疾病的认识程度;了解患者的工作单位或医疗保险机构所能承担的帮助和支持情况;患者出院后的继续就医条件,居住地的社区保健资源或继续康复治疗的可能性。

(四)辅助检查结果的评估

1.常规检查

一般无特殊,注意监测肝肾功能有无异常。

2.头颅 CT

颅底三孔区的颅脑组织结构和骨质结构有无异常。

3.MRI 综合成像

三叉神经和其周围血管的影像有无异常。

(五)常用药物治疗效果的评估

1.卡马西平

(1)用药剂量、时间、方法的评估与记录。

（2）不良反应的评估：头晕、嗜睡、口干、恶心、消化不良等，多可消失。出现皮疹、共济失调、昏迷、肝功能受损、心绞痛、精神症状时需立即停药。

（3）血液系统毒性反应的评估：血液系统毒性反应为本药最严重的不良反应，但较少见，可产生持续性白细胞计数减少、单纯血小板计数减少及再生障碍性贫血。

2.苯妥英钠

（1）服用药物的具体情况：是否餐后服用，主要剂型、剂量与持续用药时间。

（2）不良反应的评估：本品不良反应小，长期服药后常见眩晕、嗜睡、头晕、恶心、呕吐、厌食、失眠、便秘、皮疹等反应，亦可有变态反应。有时有牙龈增生（儿童多见，并用钙盐可减轻），偶有共济失调、白细胞计数减少、巨细胞贫血、神经性震颤；严重时有视力障碍及精神错乱、紫癜等。长期服用可引起骨质疏松，孕妇服用有可能致胎儿畸形。

3.氯硝西泮

（1）服用药物的具体情况：是否按时服用，主要剂型、剂量与持续用药时间。

（2）不良反应的评估：最常见的不良反应为嗜睡和步态不稳及行为紊乱，老年患者偶见短暂性精神错乱，停药后消失。偶有一过性头晕、全身瘙痒、复视等不良反应。对孕妇及闭角性青光眼患者禁用。对肝肾功能有一定的损害，故对肝肾功能不全者应慎用或禁用。

八、主要的护理诊断/问题

（1）疼痛：面颊、上下颌及舌疼痛与三叉神经受损（发作性放电）有关。

（2）焦虑：与疼痛反复、频繁发作有关。

九、护理措施

（一）避免发作诱因

由于本病为突然、反复发作的阵发性剧痛，患者非常痛苦，加之咀嚼、哈欠和讲话均可能诱发，患者常不敢洗脸、刷牙、进食和大声说话等，故表现为面色憔悴、精神抑郁和情绪低落，应指导患者保持心情愉快、生活规律、合理休息、适度娱乐；选择清淡、无刺激的饮食，严重者可进食流质；帮助患者尽可能减少刺激因素，如保持周围环境安静、室内光线柔和，避免因周围环境刺激而产生焦虑情绪，以致诱发或加重疼痛。

（二）疼痛护理

观察患者疼痛的部位、性质，了解疼痛的原因与诱因；与患者讨论减轻疼痛

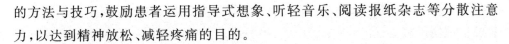

的方法与技巧,鼓励患者运用指导式想象、听轻音乐、阅读报纸杂志等分散注意力,以达到精神放松、减轻疼痛的目的。

(三)用药护理

指导患者遵医嘱正确服用止痛药,并告知药物可能出现的不良反应,如服用卡马西平应先行血常规检查以了解患者的基本情况,用药 2 个月内应每 2 周检查血常规 1 次。如无异常情况,以后每 3 个月检查血常规 1 次。

(四)就诊指标

出现头晕、嗜睡、口干、恶心、步态不稳、肝功能损害、皮疹和白细胞计数减少时应及时就医;患者不要随意更换药物或自行停药。

十、护理效果评价

(1)患者疼痛程度得到有效控制,达到预定疼痛控制目标。
(2)患者能正确认识疼痛并主动参与疼痛治疗护理。
(3)患者不舒适被及时发现,并予以相应处理。
(4)患者掌握相关疾病知识,遵医行为好。
(5)患者对治疗效果满意。

第四节 脑 出 血

一、概念和特点

脑出血(intracerebral hemorrhage,ICH)又称出血性脑卒中,是指原发性非外伤性脑实质内出血,是发病率和病死率都很高的疾病。可分为继发性和原发性脑出血。继发性脑出血是由于某种原发性血管病变如血液病、结缔组织病、脑肿瘤、脑血管畸形等引发的脑出血。原发性脑出血是指在动脉硬化的基础上,脑动脉破裂出血。

二、病理生理

绝大多数高血压性脑出血发生在基底节区的壳核和内囊区,约占 ICH 的70%。脑叶、脑干及小脑齿状核出血各占约 10%。壳核出血常侵入内囊,如出血量大也可破入侧脑室,使血液充满脑室系统和蛛网膜下腔;丘脑出血常破入第三脑室或侧脑室,向外也可损伤内囊;脑桥或小脑出血则可直接破入蛛网膜下腔或第四脑室。脑出血血肿较大时,可使脑组织和脑室变形移位,形成脑疝;幕上的半球出血,可出现小脑幕疝;小脑大量出血可发生枕大孔疝。

三、病因与诱因

最常见的病因为高血压合并细小动脉硬化,其他病因包括脑动脉粥样硬化、颅内动脉瘤、动静脉畸形、脑动脉炎、血液病(再生障碍性贫血、白血病、特发性血小板减少性紫癜、血友病等)、梗死后出血、脑淀粉样血管病、脑底异常血管网病、抗凝及溶栓治疗等。

四、临床表现

(一)一般表现

脑出血好发年龄为 50~70 岁,男性稍多于女性,冬春季发病率较高,多有高血压病史。情绪激动或活动时突然发病,症状常于数分钟至数小时达到高峰。

(二)不同部位出血的表现

1.壳核出血

壳核出血最常见,占脑出血的 50%～60%,由豆纹动脉破裂所致,可分为局限型(血肿局限于壳核内)和扩延型(血肿向内扩展波及内囊外侧)。患者常有病灶对侧偏瘫、偏身感觉缺失和同向性偏盲,还可出现眼球向病灶对侧同向凝视不能,优势半球受累可有失语。

2.丘脑出血

丘脑出血约占脑出血的 20%,由丘脑穿通动脉或丘脑膝状体动脉破裂所致,分为局限型(血肿局限于丘脑)和扩延型(出血侵及内囊内侧)。患者常有"三偏征",通常感觉障碍重于运动障碍,深浅感觉均受累,但深感觉障碍更明显。可有特征性眼征,如上视不能或凝视鼻尖、眼球偏斜或分离性斜视等。优势侧出血可出现丘脑性失语(言语缓慢不清、重复语言、发音困难等);也可出现丘脑性痴呆(记忆力减退、计算力下降、情感障碍和人格改变等)。

3.脑干出血

脑干出血约占脑出血的 10%,绝大多数为脑桥出血,由基底动脉的脑桥分支破裂所致。偶见中脑出血,延髓出血罕见。脑桥出血患者常表现为突发头痛、呕吐、眩晕、复视、交叉性瘫痪或偏瘫、四肢瘫等。大量出血(血肿＞5 mL)者,患者立即昏迷、双侧瞳孔缩小如针尖样、呕吐咖啡色胃内容物、中枢性高热、呼吸衰竭和四肢瘫痪,多于48小时内死亡。出血量小可无意识障碍。中枢性高热由于下丘脑散热中枢受损所致,表现为体温迅速升高,达40℃以上,解热镇痛剂无效,物理降温有效。

4.小脑出血

小脑出血约占脑出血的10%,多由小脑上动脉破裂所致。小量出血主要表现为小脑症状,如眼球震颤、病变侧共济失调、站立和步态不稳等,无肢体瘫痪。出血量较大者,发病12~24小时内颅内压迅速升高、昏迷、双侧瞳孔缩小如针尖样、呼吸节律不规则、枕骨大孔疝形成而死亡。

5.脑室出血

脑室出血占脑出血的3%~5%,分为原发性和继发性。原发性脑室出血为脉络丛血管或室管膜下动脉破裂所致,继发性脑室出血为脑实质内出血破入脑室所致。出血量较少时,仅表现为头痛、呕吐、脑膜刺激征阳性。出血量较大时,表现为迅速昏迷、双侧针尖样瞳孔、四肢肌张力增高。

6.脑叶出血

脑叶出血占脑出血的5%~10%,常由淀粉样脑血管疾病、脑动脉畸形、高血压、血液病等所致。出血以顶叶最为常见,其次为颞叶、枕叶及额叶。临床表现为头痛、呕吐等,肢体瘫痪较轻,昏迷少见。额叶出血可有前额痛、呕吐、对侧偏瘫和精神障碍,优势半球出血可出现运动性失语。顶叶出血偏瘫较轻,而偏侧感觉障碍显著,优势半球出血可出现混合性失语。颞叶出血表现为对侧中枢性面舌瘫及以上肢为主的瘫痪,优势半球出血可出现感觉性或混合性失语。枕叶出血表现为对侧同向性偏盲,可有一过性黑矇和视物变形,多无肢体瘫痪。

五、辅助检查

(一)头颅 CT

头颅 CT 是确诊脑出血的首选检查方法,可清晰准确地显示出血的部位、出血量、血肿形态、脑水肿情况及出血是否破入脑室等。发病后立即出现边界清楚的高密度影像。

(二)头颅 MRI

头颅 MRI 对检出脑干、小脑的出血灶和监测脑出血的演进过程优于CT。

(三)脑脊液

脑出血患者需谨慎进行腰椎穿刺检查,以免诱发脑疝。

（四）DSA

脑出血患者一般不需要进行 DSA 检查,除非疑有血管畸形、血管炎或烟雾病有需要外科手术或介入手术时才考虑进行。

（五）其他检查

其他检查包括血常规、血液生化、凝血功能、心电图检查。

六、治疗

治疗原则为脱水降颅压、调整血压、防止继续出血、减轻血肿所致继发性损害、促进神经功能恢复、加强护理防治并发症。

（一）一般治疗

卧床休息,密切观察患者生命体征,保持呼吸道通畅,吸氧,保持肢体功能位,鼻饲,预防感染,维持水电解质平衡等。

（二）脱水降颅压

积极控制脑水肿、降低颅内压是脑出血急性期治疗的重要环节。可选用:20%甘露醇 125～250 mL,快速静脉滴注,1 次用时 6～8 小时;呋塞米 20～40 mg静脉推注,2～4 次/天;甘油果糖 500 mL 静脉滴注,3～6 小时滴完,1～2 次/天。

（三）调控血压

脑出血患者血压过高时,可增加再出血的风险,应及时控制血压,常用的药物有苯磺酸氨氯地平、硝普钠等。血压过低时,应进行升压治疗以维持足够的脑灌注,常用的药物有多巴胺、去甲肾上腺素等。

（四）止血和凝血治疗

止血和凝血治疗仅用于并发消化道出血或有凝血障碍时,对高血压性脑出血无效。常用的药物有 6-氨基己酸、对羧基苯甲酸、氨甲环酸等。应激性溃疡导致消化道出血时,可应用西咪替丁、奥美拉唑等药物。

（五）外科治疗

开颅血肿清除、脑室穿刺引流、经皮钻孔血肿穿刺抽吸等手术治疗。

（六）亚低温治疗

脑出血的新型辅助治疗方法,越早应用越好。

(七)康复治疗

早期将患肢置于功能位,病情稳定时,尽早行肢体、语言、心理康复治疗。

七、护理评估

(一)一般评估

1.生命体征

脑出血患者可有发热,评估是否为中枢性高热;脉率可加快、减慢或有心律失常;注意观察呼吸频率、深度和节律(潮式、间停、抽泣样呼吸等)的异常;血压过高易致再出血,诱发脑疝,血压过低常提示病情危重,也可能是失血性休克表现。

2.患者主诉

询问患者既往有无高血压、动脉粥样硬化、血液病和家族性脑卒中史;是否遵医嘱进行降压、抗凝等治疗和治疗效果及目前用药情况;了解患者的性格特点、生活习惯与饮食结构。了解患者是在活动还是安静状态下起病,起病前有无情绪激动、活动过度、疲劳、用力排便等诱因,有无头晕、头痛、肢体麻木等前驱症状;发病时间及病情进展速度。

3.相关记录

生命体征、体重、体位、饮食、皮肤、液体出入量、GCS 评分、NIHSS 评分等记录结果。

(二)身体评估

1.头颈部

患者意识是否清楚,睁眼运动是否正常。两侧瞳孔是否等大等圆、瞳孔对光反射是否灵敏,角膜反射是否正常。是否存在剧烈头痛、喷射性呕吐、视盘水肿等颅内压增高的表现。有无面色苍白、口唇发绀、皮肤湿冷、烦躁不安。是否存在吞咽困难和饮水呛咳,有无声音嘶哑或其他语言障碍。注意头颅有无局部肿块或压痛,咽反射是否存在或消失。有无头部活动受限、不自主活动及抬头无力。颈动脉听诊是否闻及血管杂音。

2.胸部

脊柱有无畸形,心脏及肺部听诊是否异常。

3.腹部

上腹部有无疼痛、饱胀,肠鸣音是否正常。有无大、小便失禁,并观察大小便的颜色、量和性质。

4.四肢

四肢肌肉有无萎缩,皮肤是否干燥。脑膜刺激征是否阳性,颈椎、脊柱、肌肉有无压痛。肢体有无瘫痪及其类型、性质和程度。肱二、三头肌反射,桡反射、膝腱反射、跟腱反射是否阳性。

(三)心理-社会评估

了解患者是否存在因突发肢体残疾或瘫痪卧床,生活需要依赖他人而产生的焦虑、恐惧、绝望等心理反应;患者及家属对疾病的病因和诱因、治疗护理经过、防治知识及预后的了解程度;家庭成员组成、家庭环境及经济状况和家属对患者的关心和支持程度等。

(四)辅助检查结果评估

(1)头颅 CT:有无高密度影响及其出现时间。

(2)头颅 MRI 及 DSA:有无血管畸形、肿瘤及血管瘤等病变的相应表现。

(3)脑脊液:颜色和压力变化。

(4)血液检查:有无白细胞计数、血糖和血尿素氮增高及其程度等。

(五)常用药物治疗效果的评估

1.应用脱水药的评估

(1)用药剂量、方法、时间、疗程的评估与记录。

(2)观察患者瞳孔的变化,询问患者头痛、恶心等症状的变化。

(3)准确记录 24 小时液体出入量,用药期间监测水、电解质、酸碱平衡,注意补充氯化钠和氯化钾,以免造成低钠、低氯、低钾血症。

(4)观察局部皮肤情况,药物不能外渗入皮下,以免引起皮下组织坏死。

2.应用血管活性药物的评估

(1)密切监测脑出血患者血压变化,血压≥26.7/14.7 kPa(200/110 mmHg)时,应采取降压治疗,使血压维持在 24.0/14.0 kPa(180/105 mmHg)左右。收缩压在 24.0～26.7 kPa(180～200 mmHg)或舒张压在 13.3～14.7 kPa(100～110 mmHg)时暂不应用降压药物。

(2)脑出血患者血压降低速度和幅度不宜过快、过大,以免造成脑低灌注;血压过低时,应进行升压治疗以维持足够的脑灌注。急性期血压骤降提示病情危重,脑出血恢复期应将血压维持在正常范围。

3.应用止血和凝血药物的评估

(1)高血压性脑出血应用止血药物无效。

(2)并发上消化道出血或凝血功能有障碍时,应用止血和抗凝药物。

八、主要护理诊断/问题

(1)有受伤的危险:与脑出血导致脑功能损害、意识障碍有关。

(2)自理缺陷:与脑出血所致偏瘫、共济失调或医源性限制(绝对卧床)有关。

(3)有失用综合征的危险:与脑出血所致意识障碍、运动障碍或长期卧床有关。

(4)潜在并发症:脑疝、上消化道出血。

九、护理措施

(一)休息与运动

绝对卧床休息 2～4 周,抬高床头 15°～30°,减轻脑水肿。保持病室安静,减少探视,操作集中进行,减少刺激。躁动患者可适当约束,必要时应用镇静剂,便秘患者应用缓泻剂。

(二)饮食护理

给予高蛋白、高维生素、清淡、易消化、营养丰富的流质或半流质饮食,补充足够的水分和热量。昏迷或有吞咽功能障碍的患者发病第 2～3 天遵医嘱予鼻饲饮食。食物应无刺激性,温度适宜,少量多餐,并加强口腔护理,保持口腔清洁。

(三)用药护理

脑出血患者抢救时,遵医嘱快速静脉滴注甘露醇或静脉注射呋塞米,甘露醇应在 15～30 分钟内滴完,避免药物外渗。注意甘露醇致肾衰的不良反应,观察尿液的颜色、量和性质,定期复查电解质。上消化道出血患者用药时,应观察药物疗效和不良反应,如奥美拉唑可致转氨酶升高、枸橼酸铋钾引起大便发黑等。

(四)心理护理

详细告诉患者本病的原因、常见症状、预防、治疗知识及自我护理方法。帮助患者了解本病的危害性,帮助患者寻找和祛除自身的危险因素,积极治疗相关疾病。安慰患者,消除其紧张情绪,创造安静舒适的环境,保证患者休息。

(五)皮肤护理

加强皮肤护理和大小便护理,每天床上擦浴1～2次,每2～3小时应协助患者变换体位1次,变换体位时,尽量减少头部摆动幅度,以免加重脑出血。注意保持床单整洁和干燥,应用气垫床或自动减压床,预防压疮。将患者瘫痪侧肢体置于功能位,指导和协助患者进行肢体的被动运动,预防关节僵硬和肢体挛缩畸形。

(六)健康教育

1.疾病预防指导

指导高血压患者要避免情绪激动,保持心态平和;建立健康的生活方式,保证充足的睡眠,适当的运动,避免体力或脑力过度劳累和突然用力;低盐、低脂、高蛋白、高维生素饮食,戒烟限酒,养成定时排便的习惯,保持大便通畅。

2.用药指导与病情监测

告知患者和家属疾病的基本病因、主要危险因素和防治原则,遵医嘱服用降压药等。教会患者测量血压、血糖,并会鉴别早期疾病表现,发现剧烈头痛、头晕、恶心、肢体麻木、乏力、语言障碍等症状时,应及时就医。

3.康复指导

教会患者和家属自我护理方法和康复训练技巧,并使其认识到坚持主动或被动康复训练的意义。

4.就诊指标

出现肢体麻木、无力、头痛、头晕、视物模糊等症状应及时就诊,定期门诊复查,积极治疗高血压、高血脂、糖尿病等疾病。

十、护理效果评估

(1)患者意识障碍无加重或意识清楚。

(2)患者没有发生因意识障碍而并发的误吸、窒息、压疮和感染。

(3)患者未发生脑疝、上消化道出血,脑疝抢救成功、上消化道出血得到有效控制。

(4)患者能适应长期卧床的状态,生活需要得到满足。

第五节 脑 梗 死

一、概念和特点

脑梗死又称缺血性脑卒中,是由于脑组织局部供血动脉血流的突然减少或停止,造成该血管供血区的脑组织缺血、缺氧导致脑组织坏死、软化,并伴有相应部位的临床症状和体征,如偏瘫、失语等神经功能缺失的证候。

脑梗死的发病率、患病率和病死率随年龄增加,45 岁后均呈明显增加,65 岁以上人群增加最明显,75 岁以上者发病率是 45～54 岁组的 5～8 倍。男性发病率高于女性,男:女为(1.3～1.7):1。

二、病理生理

动脉内膜损伤、破裂,随后胆固醇沉积于内膜下,形成粥样斑块,管壁变性增厚,使管腔狭窄,动脉变硬弯曲,最终动脉完全闭塞,导致供血区形成缺血性梗死。梗死区伴有脑水肿及毛细血管周围点状出血,后期病变组织萎缩,坏死组织被小胶质细胞清除,留下瘢痕组织及空腔,通常称为缺血性坏死。脑栓塞引起的梗死发生快,可产生出血性梗死或贫血性或混合性梗死。出血性梗死,常由较大栓子阻塞血管所引起,在梗死基础上导致梗死区血管破裂和脑内出血。大脑的神经细胞对缺血的耐受性最低,3～4 分钟的缺血即引起梗死。

三、病因与诱因

脑血管病是神经科最常见的疾病,病因复杂,受多种因素的影响,一般根据病因把脑血管病分为血管壁病变,血液成分改变和血流动力学改变。

流行病学研究证实,高血脂和高血压是动脉粥样硬化的两个主要危险因素,吸烟、饮酒、糖尿病、肥胖、高密度脂蛋白胆固醇降低、甘油三酯增高、血清脂蛋白增高均为脑血管病的危险因素,尤其是缺血性脑血管病的危险因素。

四、临床表现

临床表现因梗死的部位和梗死面积不同而有所不同,常见的临床表现如下。

(1)起病突然,常于安静休息或睡眠时发病。起病在数小时或 1～2 天内达到高峰。

(2)头痛、眩晕、耳鸣,偏瘫可以是单个肢体或一侧肢体,也可以是上肢比下肢重或下肢比上肢重,并出现吞咽困难,说话不清,伴有恶心、呕吐等多种情况,严重者很快昏迷不醒。

(3)腔隙性脑梗死患者可以无症状或症状轻微,因其他病而行脑CT检查发现此病,有的已属于陈旧性病灶。这种情况以老年人多见,患者常伴有高血压病、动脉硬化、高脂血症、冠心病、糖尿病等慢性病。腔隙性脑梗死可以反复发作,有的患者最终发展为有症状的脑梗死,有的患者病情稳定,多年不变。故对老年人"无症状性脑卒中"应引起重视,在预防上持积极态度。

五、治疗

(一)急性期治疗

(1)溶栓治疗:发病后6小时之内,常用药物有尿激酶、链激酶、重组组织型纤溶酶原激活剂等。

(2)脱水剂:对较大面积的梗死应及时应用脱水治疗。

(3)抗血小板聚集药:右旋糖酐-40,有心、肾疾病患者慎用。此外,可口服小剂量阿司匹林,有出血倾向或溃疡患者禁用。

(4)钙通道阻滞剂:可选用桂利嗪、盐酸氟桂利嗪。

(5)血管扩张剂。

(二)恢复期治疗

继续口服抗血小板聚集药、钙通道阻滞剂等,但主要应加强功能锻炼,进行康复治疗,经过3~6个月即可生活自理。

(三)手术治疗

大面积梗死引起急性颅内压增高,除用脱水药以外,必要时可进行外科手术减压,以缓解症状。

(四)中医、中药、针灸、按摩方法

中医、中药、针灸、按摩方法对本病防治和康复有较好疗效,一般应辨证施治,使用具有活血化瘀、通络等功效的方药治疗,针灸、按摩对功能恢复十分有利。

六、护理评估

(一)一般评估

1.生命体征

监测患者的血压、脉搏、呼吸、体温有无异常。脑梗死的患者一般会出现血

压升高。

2.患者主诉

询问患者发病时间及发病前有无头晕、头痛、恶心、呕吐等症状出现。

3.相关记录

体重、身高、上臂围、皮肤、饮食、NIHSS 评分、GCS 评分、BI 等记录结果。

(二)身体评估

1.头颈部

脑梗死的患者一般都会出现不同程度的意识障碍,要注意观察患者意识障碍的类型;注意有无眼球运动受限、结膜有无水肿及眼睑是否闭合不全;观察瞳孔的大小以及对光反射情况;观察有无口角歪斜及鼻唇沟有无变浅,评估患者吞咽功能(洼田饮水试验)。

2.胸部

评估患者肺部呼吸音情况(肺部感染是脑梗死患者一个重要并发症)。

3.腹部

上腹部有无疼痛、饱胀,肠鸣音是否正常。有无大、小便失禁,并观察大小便的颜色、量和性质。

4.四肢

评估患者四肢肌力,腱反射情况,以及有无出现病例反射(如巴宾斯基征)、脑膜刺激征(如颈强直、凯尔尼格征和布鲁津斯基征)。

(三)心理-社会评估

评估患者及其照顾者对疾病的认知程度,心理反应与需求,家庭及社会支持情况,正确引导患者及家属配合治疗与护理。

(四)辅助检查评估

(1)血液检查:血脂、血糖、血流动力学和凝血功能有无异常。

(2)头部 CT 及 MRI 有无异常。

(3)DSA、MRA 及 TCD 检查结果有无异常。

七、主要护理诊断/问题

(1)脑血流灌注不足:与脑血流不足、颅内压增高、组织缺血缺氧有关。

(2)躯体移动障碍:与意识障碍、肌力异常有关。

(3)言语沟通障碍:与意识障碍或相应言语功能区受损有关。

（4）焦虑：与担心疾病预后差有关。

（5）有发生压疮的可能：与长期卧床有关。

（6）有误吸的危险：与吞咽功能差有关。

（7）潜在并发症：肺部感染、泌尿系统感染。

八、护理措施

（一）一般护理

（1）严密观察病情，监测生命体征。备齐各种急救药品、仪器。

（2）保持呼吸道通畅，及时吸痰，防止窒息。

（3）多功能监护，氧气吸入。

（4）躁动的患者给予安全措施，必要时用约束带。

（5）保证呼吸机正常工作，观察血氧、血气结果，遵医嘱对症处理。

（6）保持各种管道通畅，并妥善固定，观察引流液的色、量、性状，做好记录。

（7）做好鼻饲喂养的护理。口腔护理 2 次/天。

（8）尿管护理 2 次/天。

（9）保持肢体功能位，按时翻身，叩背，预防压疮发生。

（10）准确测量 24 小时液体出入量并记录。

（11）护理记录客观、及时、准确、真实、完整。严格按计划实施护理措施。

（12）患者病情变化时，及时报告医师。

（13）脑血管造影术后，穿刺侧肢体制动，观察足背动脉、血压，有病情变化及时报告医师。

（14）做好晨晚间护理，做到两短六洁。

（二）健康教育

1.疾病知识指导

脑梗死患者康复时间比较长，患者出院后要教会患者及家属必要的护理方法。告知患者药物的名称、用法、疗效及不良反应。介绍脑梗死的症状及体征。并与患者及其家属共同制订包括饮食、锻炼在内的康复计划，告知其危险因素。

2.就诊指标

出现肢体麻木、无力、头痛、头晕、视物模糊等症状及时就诊，定期门诊复查，积极治疗高血压、高血脂、糖尿病等疾病。

九、护理效果评估

(1)患者脑血流得到改善。

(2)患者呼吸顺畅,无误吸发生。

(3)患者躯体活动得到显著提高。

(4)患者言语功能恢复或部分恢复。

(5)患者无压疮发生。

(6)患者生活基本能够自理。

(7)患者无肺部及尿路感染或发生感染后得到及时处理。

第五章 内分泌科护理

第一节 腺垂体功能减退症

腺垂体功能减退症是由多种病因引起的一种或多种腺垂体激素减少或缺乏所致的一系列临床综合征。腺垂体功能减退症可原发于垂体病变,或继发于下丘脑病变,表现为甲状腺、肾上腺、性腺等功能减退症和/或蝶鞍区占位性病变。由于病因多,涉及的激素种类和数量多,故临床症状变化大,但补充所缺乏激素治疗后症状可快速缓解。

一、病因与发病机制

(一)垂体瘤

垂体瘤为成人最常见的原因,大都属于良性肿瘤。肿瘤可分为功能性和无功能性。腺瘤增大可压迫正常垂体组织,引起垂体功能减退或功能亢进,并与腺垂体功能减退症同时存在。

(二)下丘脑病变

如肿瘤、炎症、浸润性病变(如淋巴瘤、白血病等)、肉芽肿(如结节病)等,可直接破坏下丘脑神经内分泌细胞,使释放激素分泌减少。

(三)垂体缺血性坏死

妊娠期垂体呈生理性肥大,血供丰富,若围生期前置胎盘、胎盘早期剥离、胎盘滞留、子宫收缩无力等引起大出血、休克、血栓形成,可使腺垂体大部分缺血坏死和纤维化,致腺垂体功能低下,临床称为希恩综合征。糖尿病血管病变使垂体

86

供血障碍也可导致垂体缺血性坏死。

(四)蝶鞍区手术、放疗和创伤

垂体瘤切除、术后放疗及乳腺癌做垂体切除治疗等,均可导致垂体损伤。颅底骨折可损坏垂体柄和垂体门静脉血液供应。鼻咽癌放疗也可损坏下丘脑和垂体,引起腺垂体功能减退。

(五)感染和炎症

细菌、病毒、真菌等感染引起的脑炎、脑膜炎、流行性出血热、梅毒或疟疾等均可损伤下丘脑和垂体。

(六)糖皮质激素长期治疗

可抑制下丘脑-垂体-肾上腺皮质轴,突然停用糖皮质激素后可出现医源性腺垂体功能减退,表现为肾上腺皮质功能减退。

(七)先天遗传性

腺垂体激素合成障碍可有基因遗传缺陷,转录因子突变可见于特发性垂体单一或多激素缺乏症患者。

(八)垂体卒中

垂体瘤内突然出血,瘤体骤然增大,压迫正常垂体组织和邻近视神经束,可出现急症危象。

(九)其他

自身免疫性垂体炎、空泡蝶鞍、颞动脉炎、海绵窦处颈内动脉瘤均可引起腺垂体功能减退。

二、临床表现

垂体组织破坏达95％临床表现为重度,破坏75％临床表现为中度,破坏60％为轻度,破坏50％以下者不出现功能减退症状。促性腺激素、生长激素和催乳素缺乏为最早表现;促甲状腺激素缺乏次之;然后可伴有促肾上腺皮质激素缺乏。希恩综合征患者往往因围生期大出血休克而有全垂体功能减退症,即垂体激素均缺乏,但无占位性病变发现。腺垂体功能减退主要表现为相应靶腺(性腺、甲状腺、肾上腺)功能减退。

(一)靶腺功能减退表现

1.性腺(卵巢、睾丸)功能减退

性腺功能减退常最早出现。女性多数有产后大出血、休克、昏迷病史,表现为产后无乳、绝经、乳房萎缩、性欲减退、不育、性交痛、阴道炎等。查体见阴道分泌物减少,外阴、子宫和阴道萎缩,毛发脱落,尤以阴毛、腋毛为甚。成年男子表现为性欲减退、阳痿、无男性气质等,查体见肌力减弱、皮脂分泌减少、睾丸松软缩小、胡须稀少、骨质疏松等。

2.甲状腺功能减退

表现与原发性甲状腺功能减退症相似,但通常无甲状腺肿。

3.肾上腺功能减退

表现与原发性慢性肾上腺皮质功能减退症相似,但不同的是本病由于缺乏黑素细胞刺激素,故皮肤色素减退,表现为面色苍白、乳晕色素浅淡;而原发性慢性肾上腺功能减退症则表现为皮肤色素加深。

4.生长激素不足

成人一般无特殊症状,儿童出现生长障碍,表现为侏儒症。

(二)垂体内或其附近肿瘤压迫综合征

最常见的为头痛及视神经交叉受损引起的偏盲甚至失明。

(三)垂体功能减退性危象

在全垂体功能减退症基础上,各种应激如感染、败血症、腹泻、呕吐、脱水、饥饿、寒冷、急性心肌梗死、脑血管意外、手术、外伤、麻醉及使用镇静药、安眠药、降糖药等均可诱发垂体功能减退性危象(简称垂体危象)。临床表现:①高热型(体温>40 ℃)。②低温型(体温<30 ℃)。③低血糖型。④低血压、循环虚脱型。⑤水中毒型。⑥混合型。各种类型可伴有相应的症状,突出表现为消化系统、循环系统和神经精神方面的症状,如高热、循环衰竭、休克、恶心、呕吐、头痛、神志不清、谵妄、抽搐、昏迷等严重垂危状态。

三、医学检查

(一)性腺功能测定

女性有血雌二醇水平降低,没有排卵及基础体温改变,阴道涂片未见雌激素作用的周期性改变;男性见血睾酮水平降低或正常低值,精液检查精子数量减少,形态改变,活动度差,精液量少。

(二)甲状腺功能测定

游离 T_4、血清总 T_4 均降低,而游离 T_3、总 T_3 可正常或降低。

(三)肾上腺皮质功能测定

24 小时尿 17-羟皮质类固醇及游离皮质醇输出量减少;血浆皮质醇浓度降低,但分泌节律正常;葡萄糖耐量试验显示血糖曲线低平。

(四)腺垂体分泌激素测定

如卵泡刺激素、黄体生成素、促甲状腺激素、促肾上腺皮质激素、生长激素、催乳素均减少。

(五)腺垂体内分泌细胞的储备功能测定

可采用促甲状腺激素释放激素、催乳素和黄体生成素释放激素兴奋试验。胰岛素低血糖激发试验忌用于老年人和冠心病、惊厥、黏液性水肿的患者。

(六)其他检查

通过 X 线、CT、MRI 无创检查来了解、辨别病变部位、大小、性质及其对邻近组织的侵犯程度。肝、骨髓和淋巴结等活检,可用于判断原发性疾病的原因。

四、诊断要点

本病诊断须根据病史、症状、体征,结合实验室检查和影像学发现进行全面分析,排除其他影响因素和疾病后才能明确。

五、治疗

(一)病因治疗

肿瘤患者可通过手术、放疗或化疗等措施缓解症状。对于鞍区占位性病变,首先必须解除压迫及破坏作用,减轻和缓解颅内高压症状;对于出血、休克而引起的缺血性垂体坏死,预防是关键,应加强产妇围生期的监护。

(二)靶腺激素替代治疗

患者需长期甚至终身维持的治疗。①糖皮质激素:为预防肾上腺危象发生,应先补充糖皮质激素。常用氢化可的松,20～30 mg/d,服用方法按照生理分泌节律为宜,剂量根据病情变化做相应调整。②甲状腺激素:常用左甲状腺素50～150 μg/d,或甲状腺干粉片 40～120 mg/d。对于冠心病、老年人、骨密度低的患者,用药从最小剂量开始缓慢递增剂量,防止诱发危象。③性激素:育龄女性病情较轻者可采用人工月经周期治疗,维持第二性征和性功能;男性患者可用丙酸睾酮治疗,以改善性功能与性生活。

(三)垂体危象抢救

抢救过程见图 5-1。抢救过程中,禁用或慎用麻醉剂、镇静药、催眠药或降糖药等。

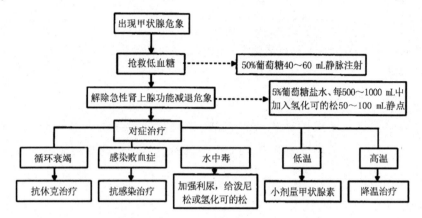

图 5-1　垂体危象抢救

六、护理诊断/问题

(一)性功能障碍

与促性腺激素分泌不足有关。

(二)自我形象紊乱

与身体外观改变有关。

(三)体温过低

与继发性甲状腺功能减退有关。

(四)潜在并发症

垂体危象。

七、护理措施

(一)安全与舒适管理

根据自身体力情况安排适当的活动量,保持情绪稳定,注意生活规律,避免感染、饥饿、寒冷、手术、外伤、过劳等诱因。更换体位时注意动作易缓慢,以免发生晕厥。

(二)疾病监测

1.常规监测

观察有无视力障碍,脑神经压迫症状及颅内压增高征象。

2.并发症监测

严密观察患者生命体征、意识、瞳孔变化,一旦出现低血糖、低血压、高热或体温过低、谵妄、恶心、呕吐、抽搐甚至昏迷等垂体危象的表现,立即通知医师并配合抢救。

(三)对症护理

对于性功能障碍的患者,应安排恰当的时间与患者沟通,了解患者目前的性功能、性活动与性生活情况。向患者解释疾病及药物对性功能的影响,为患者提供信息咨询服务的途径,如专业医师、心理咨询师、性咨询门诊等。鼓励患者与配偶交流感受,共同参加性健康教育及阅读有关性健康教育的材料。女性患者若存在性交痛,推荐使用润滑剂。

(四)用药护理

向患者介绍口服药物的名称、剂量、用法、剂量不足和过量的表现;服甲状腺激素应观察心率、心律、体温及体重的变化;嘱患者避免服用镇静剂、麻醉剂等药物。应用激素替代疗法的患者,应使其认识到长期坚持按量服药的重要性和随意停药的危险性。严重水中毒和水肿明显者,应用利尿剂时应注意观察药物治疗效果,加强皮肤护理,防止擦伤,皮肤干燥者涂以油剂。

(五)垂体危象护理

急救配合:立即建立静脉通路,维持输液通畅,保证药物、液体的输入;保持呼吸道通畅,氧气吸入;做好对症护理,低温者可用热水袋或电热毯保暖,但要注意防止烫伤;高热者应进行降温处理,如酒精擦浴、冰敷或遵医嘱用药。加强基础护理,如口腔护理、皮肤护理,防止感染。

八、健康指导

(一)预防疾病

保持皮肤清洁,注意个人卫生,督促患者勤换衣、勤洗澡。保持口腔清洁,避免到人多拥挤的公共场所。鼓励患者活动,减少皮肤感染和皮肤完整性受损的机会;告知患者要注意休息,保持心情愉快,避免精神刺激和情绪激动。

(二)管理疾病

指导患者定期复查,发现病情加重或有变化时及时就诊。嘱患者外出时随身携带识别卡,以便发生意外时能及时救治。

(三)康复指导

遵医嘱定时、定量服用激素,勿随意停药。若需要生育者,可在医师指导下使用性激素替代疗法,以期精子(卵细胞)生成。

第二节 甲状腺功能亢进症

甲状腺功能亢进症简称甲亢,是指由多种病因导致甲状腺腺体本身产生甲状腺激素(TH)过多而引起的甲状腺毒症。甲状腺毒症是指血液循环中甲状腺激素过多,引起以神经、循环、消化等系统兴奋性增高和代谢亢进为主要表现的一组临床综合征。

Graves病(Graves'disease,GD)又称毒性弥漫性甲状腺肿,临床特征以甲状腺毒症、弥漫性甲状腺肿、突眼为主。

一、病因

(一)遗传因素

GD有显著的遗传倾向。

(二)免疫因素

GD的体液免疫研究较为深入。

(三)环境因素

环境因素对本病的发生发展有重要影响,可能是疾病发生和病情恶化的重要诱因。

二、临床表现

(一)甲状腺毒症表现

1.高代谢综合征

患者常有疲乏无力、怕热多汗、多食善饥、消瘦等,危象时可有高热。

2.精神神经系统

精神紧张、多言好动、烦躁易怒、失眠、记忆力减退、注意力不集中、手和眼睑震颤,腱反射亢进。

3.心血管系统

心悸、气短、心动过速、第一心音亢进。心律失常、心脏增大、心衰;收缩压增高、舒张压降低、脉压增大,并可出现周围血管征。

4.消化系统

食欲亢进、多食消瘦。因甲状腺激素可促使胃肠蠕动增快,排便次数增多。重症可有肝大及肝功能异常,偶有黄疸。

5.肌肉与骨骼系统

周期性瘫痪,多见于青年男性,常在剧烈运动、高碳水化合物饮食、注射胰岛素等情况下诱发,伴有低血钾。

6.生殖系统

女性常有月经减少或闭经,男性偶有乳房发育。

7.造血系统

外周血白细胞计数偏低,分类淋巴细胞比例增加,单核细胞计数增多。可伴发血小板减少性紫癜。

(二)甲状腺肿

多数患者有不同程度的甲状腺肿大,常为弥漫性、对称性肿大,质软、无压痛,久病者质地较韧。甲状腺上下极可触及震颤,闻及血管杂音,为本病重要体征。

(三)眼征

有 $25\%\sim50\%$ 的患者有眼征,其中突眼为重要而特异的体征之一。按病因分为单纯性突眼和浸润性突眼。

三、特殊的临床类型

(1)甲状腺危象是甲状腺毒症急性加重的表现,原因可能与短时间内大量 T_3、T_4 释放入血有关。

(2)甲状腺毒症性心脏病。

(3)淡漠型甲状腺功能亢进症。

(4)妊娠期甲状腺功能亢进症。

(5)T_3型甲状腺毒症。

（6）Graves 眼病。

四、治疗原则及要点

治疗方法包括抗甲状腺药物治疗、放射性碘治疗、手术治疗 3 种。临床上辅以各种支持疗法,给予患者充足的热量和营养,补充本病引起的消耗,限制碘的摄入,情绪焦虑、精神兴奋、失眠者可给予地西泮类镇静剂。

(一)抗甲状腺药物治疗

抗甲状腺药物治疗是甲亢的基础治疗,常用药物为硫脲类和咪唑类。

(二)其他药物治疗

包括复方碘口服液和 β-受体阻滞剂。

β-受体阻滞剂可阻断甲状腺素对心脏的兴奋作用,常用普萘洛尔、阿替洛尔、美托洛尔等。但伴有支气管哮喘者禁用。

(三)放射性^{131}I 治疗

^{131}I 被甲状腺摄取后释放 β 射线,破坏甲状腺组织细胞。

(四)手术治疗

甲状腺次全切除术的治愈率可达 95% 以上。

(五)甲状腺危象的治疗

避免和祛除诱因,预防感染,积极治疗甲亢是预防甲状腺危象的关键。

(六)浸润性突眼的防治

高枕卧位,限制食盐摄入,适当使用利尿剂,以减轻眼球后水肿。

(七)妊娠期甲亢的防治

妊娠可加重甲亢,指导患者甲亢治愈后再妊娠。

(八)甲亢性心脏病的治疗

首选放射碘治疗。

五、护理评估

(一)健康史

询问患者患病的起始时间,主要症状及其特点,有无疲乏无力、怕热、多汗、多食、急躁易怒以及心悸、胸闷、气短等表现。了解有无家族史,有无精神刺激、感染、创伤等诱因存在。详细询问既往及目前的检查治疗经过,用药情况等。女性患者应了解月经、生育史。

(二)身体评估

1.一般状态

(1)生命体征:观察有无体温升高、脉搏加快、脉压增大等表现。

(2)意识精神状态:观察患者有无兴奋易怒、失眠不安等表现或神志淡漠、嗜睡、反应迟钝等。

(3)营养状况:评估患者有无消瘦、体重下降、贫血等营养状况改变。

2.症状体征

评估患者有无兴奋易怒、手指震颤或嗜睡、反应迟钝等。评估有无眼球突出、眼裂增宽等表现,有无视力疲劳。评估甲状腺肿大程度,是否呈弥漫性、对称性肿大,有无震颤和血管杂音。评估心脏、血管有无心率加快、脉压增大等。

(三)辅助检查

评估基础代谢率、血清中 T_3、T_4 的含量及甲状腺彩超等。

(四)心理-社会评估

评估患者是否有睡眠及活动耐力的改变。评估患者有无焦虑、恐惧、多疑等心理变化。评估患者及家属对疾病知识的了解程度。

六、护理措施

(一)一般护理

1.环境

保持病室环境安静、阴凉,避免声、光刺激。甲亢患者因怕热多汗,应安排通风良好的环境,保持室温恒定,经常开窗通风。

2.休息与活动

甲亢患者因基础代谢率亢进,活动耐力下降,活动时应以不感疲劳为度,适当增加休息时间,维持充足的睡眠,防止病情加重。病情重、有心衰或严重感染者应严格卧床休息。

3.生活护理

协助患者完成日常的生活护理。对大量出汗的患者,加强皮肤护理,应随时更换浸湿的衣服及床单,防止受凉。

4.病情观察

观察患者精神状态和手指震颤情况,注意有无焦虑、烦躁、心悸等甲亢加重的表现,必要时使用镇静剂。

(二)饮食护理

忌碘饮食,给予高热量、高蛋白、高维生素及矿物质丰富的饮食。主食应足量,增加奶类、蛋类、瘦肉等优质蛋白质,多食新鲜蔬菜和水果。给予充足的水分,每天饮水 2 000~3 000 mL,但对并发心脏疾病的患者应避免大量饮水。禁止摄入刺激性的食物和饮料,如浓茶、咖啡等,以免引起患者精神兴奋。减少食物中粗纤维的摄入,以减少排便次数。

(三)心理护理

耐心细致地解释病情,提高患者对疾病的认知水平,让患者及家属了解其情绪、性格改变是暂时的,可因治疗而得到改善。鼓励患者表达内心感受,理解和同情患者,建立互信关系。尽可能有计划地集中进行治疗和护理,以免过多打扰患者。鼓励患者参加团体活动。

(四)用药护理

有效治疗可使病情稳定,护士应指导患者正确用药,不可自行减量或停药,并密切观察药物的不良反应,及时处理。抗甲状腺药物的常见不良反应如下。

(1)粒细胞计数减少,严重者可致粒细胞缺乏症,因此必须复查血常规。

(2)药疹较常见,可用抗组胺药物控制,不必停药;如严重皮疹则应立即停药,以免发生剥脱性皮炎。

(3)若发生中毒性肝炎、肝坏死、精神病、胆汁淤积综合征、狼疮样综合征、味觉丧失等,应立即停药进行治疗。

(五)对症护理

1.眼部护理

采取保护措施,预防眼睛受到刺激和伤害。外出戴深色眼镜,减少光线、灰尘和异物的侵害。经常以眼药水湿润眼睛,睡前涂抗生素眼膏,眼睑不能闭合者用无菌纱布或眼罩覆盖双眼。指导患者勿用手直接揉眼睑。睡觉或休息时,抬高头部,限制钠盐摄入,遵医嘱适量使用利尿剂,以减轻水肿。定期行眼科检查以防角膜溃疡。

2.甲状腺危象护理

指导患者自我心理调整,避免接触感染、创伤、过度疲劳及精神刺激等诱因。观察神志、体温、脉搏、呼吸及血压的变化。若原有甲亢症状加重,并出现发热

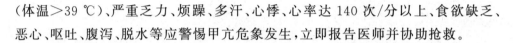

(体温＞39 ℃)、严重乏力、烦躁、多汗、心悸、心率达 140 次/分以上、食欲缺乏、恶心、呕吐、腹泻、脱水等应警惕甲亢危象发生,立即报告医师并协助抢救。

七、健康指导

(一)疾病知识指导

指导患者有关甲亢的疾病知识和眼睛的保护方法,学会自我护理。指导患者加强自我保护,衣领易宽松,避免压迫甲状腺,严禁用手挤压甲状腺以免加重病情。对有生育需求的女性患者,应告知其妊娠可加重甲亢,宜治愈后再妊娠。鼓励患者保持身心愉快,避免精神刺激或过度劳累,建立和谐的人际关系和良好的社会支持系统。

(二)用药指导

指导患者坚持遵医嘱按剂量、按疗程服药,不可随意减量和停药。服药开始的 3 个月,每周查血常规一次,每隔 1～2 个月测定甲状腺功能。每天清晨卧床时自测脉搏,定期测体重,脉搏减慢、体重增加是治疗有效的标志。若出现高热、恶心、呕吐、不明原因腹泻、突眼加重等警惕甲状腺危象,应及时就诊。对妊娠期甲亢的患者,慎用普萘洛尔。产后如需继续服药,则不宜哺乳。

(三)生活指导

指导患者合理安排工作和学习,注意休息,避免过度紧张和劳累,戒烟戒酒,禁饮刺激性饮料,禁食含碘丰富的食物。鼓励亲友与患者建立良好的家庭、社会关系,增强自信心。

(四)复诊指导

指导患者出院后定期门诊复诊,以了解甲状腺功能,教会患者识别甲亢危象,当出现心悸、手足震颤、抽搐时应及时就诊。

第三节 甲状腺功能减退症

甲状腺功能减退症简称甲减,是由各种原因导致的低甲状腺激素血症或甲状腺激素抵抗而引起的全身性低代谢综合征,其病理特征是黏多糖在组织和皮肤堆积,表现为黏液性水肿。

一、病因

(一)成人原发性甲减

成人原发性甲减是甲状腺本身疾病所引起的。如自身免疫损伤,甲状腺破坏,碘缺乏或碘过量,服用抗甲状腺药物等。

(二)中枢性(继发性)甲减

中枢性(继发性)甲减由于垂体或下丘脑疾病导致,如肿瘤、手术、放疗或产后垂体缺血性坏死等。

二、临床表现

(一)一般状态

表情淡漠,颜面、眼睑水肿,口唇宽厚、舌大,声音嘶哑,言语、动作缓慢,面色苍白,皮肤干燥发凉,毛发稀疏,眉毛外 1/3 脱落,全身皮肤呈非凹陷性水肿、蜡黄色、畏寒、乏力、手足肿胀感、体重增加等。

(二)心血管系统

心肌黏液性水肿导致心肌收缩力减弱、心动过缓、心排血量下降。血胆固醇增高而易并发冠心病。

(三)消化系统

患者有畏食、腹胀、便秘等,严重者可出现麻痹性肠梗阻或黏液水肿性巨结肠。

(四)神经系统

患者有表情呆滞、反应迟钝、记忆力减退、智力低下,出现嗜睡、头晕、头痛、耳鸣、眼球震颤、共济失调、腱反射迟钝。

(五)血液系统

患者常伴发贫血症状。

(六)内分泌生殖系统

女性患者表现为月经过多或闭经、溢乳等,男性患者可出现勃起功能障碍。

(七)肌肉与关节

肌肉乏力,肌肉萎缩,偶见重症肌无力。部分患者可有关节病变。

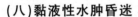

(八)黏液性水肿昏迷

黏液性水肿昏迷见于病情严重者,常在冬季寒冷时发病。临床表现为嗜睡、低体温(<35 ℃)、呼吸减慢、心动过缓、血压下降,四肢肌肉松弛、反射减弱或消失,严重者可出现昏迷、休克、心肾功能不全而危及患者生命。

三、治疗原则及要点

(一)替代治疗

各种类型的甲减均需用甲状腺激素替代,永久性甲减者需终身服用。首选左甲状腺素(L-T_4)口服。治疗的目标是用最小剂量纠正甲减而不产生明显不良反应,使血促甲状腺激素值恒定在正常范围内。

(二)对症治疗

积极治疗原发病的同时改善患者的贫血症状,应补充铁剂、维生素 B_{12}、叶酸等。胃酸低者补充稀盐酸。

(三)亚临床甲减的处理

亚临床甲减引起的血脂异常可以促进动脉粥样硬化的发生和发展。

(四)黏液性水肿昏迷的治疗

补充甲状腺激素,首选 L-T_3 静脉注射,每 4 小时 10 μg,直至患者症状改善,清醒后改口服维持治疗。保温,给氧,保持呼吸道通畅。氢化可的松 200～300 mg/d 持续静脉滴注,待患者清醒后逐渐减量。根据需要补液,但补液量不宜过多。控制感染,治疗原发病。

四、护理评估

(一)健康史

询问患者有无手术史或放疗损伤史、家族史,是否畏食、少汗、懒动、食欲缺乏、记忆力减退等。

(二)身体评估

1.一般状态

是否有表情淡漠,颜面、眼睑水肿,口唇宽厚、舌大,声音嘶哑,言语、动作缓慢,面色苍白,皮肤干燥发凉,毛发稀疏,眉毛外 1/3 脱落,全身皮肤呈非凹陷性水肿、蜡黄色,畏寒、乏力、手足肿胀感、体重增加等。

2.症状体征

观察患者是否怕冷、少汗、易疲劳等。是否出现心动过缓、心排血量下降。是否出现畏食、腹胀、便秘等。是否有反应迟钝、记忆力减退、智力低下。是否伴发贫血症状。是否出现肌肉萎缩、短暂性肌痛、关节病变。是否有黏液性水肿昏迷征象。

(三)辅助检查

查看血常规、血生化、甲状腺功能、促甲状腺激素释放激素兴奋试验等。查看影像学、X线检查等。

(四)心理-社会评估

甲减患者因外形改变而易产生自卑心理,不愿与人交往。评估患者有无焦虑、抑郁等心理问题,评估家属对疾病的了解情况,是否有足够的社会支持。

五、护理措施

(一)一般护理

1.环境

居住环境应安静舒适,室温为 22～23 ℃,湿度为 55%～70%,室内应温暖、干燥、通风、阳光充足,避免寒冷、潮湿。

2.休息与活动

合理安排休息与活动,病情轻者鼓励适当活动,以无不适或疲劳为度,并逐渐增加活动量,病情重者应卧床休息。

3.生活护理

指导患者加强保暖,以适当方法使体温缓慢升高,如添加衣物、包裹毛毯、睡眠时加盖棉被或用热水袋保暖等。冬天外出时戴手套、穿棉鞋,以免四肢暴露在冷空气中。长期卧床患者应勤翻身,按摩受压部位,防止压疮,指导患者定时排便,预防便秘。

4.病情观察

观察患者神志、生命体征的变化及全身黏液性水肿情况,每天记录患者体重。患者若出现体温低于 35 ℃、呼吸浅慢、心动过缓、血压降低、嗜睡等表现,或出现口唇发绀、呼吸深长、喉头水肿等症状,立即通知医师处理。

(二)心理护理

关心、体贴患者,耐心倾听其内心感受,解除其思想顾虑,鼓励亲友多与患者交流,保持社会联系,增强战胜疾病的信心。

(三)饮食护理

给予高蛋白、高维生素、低钠、低脂肪饮食,少量多餐,并细嚼慢咽。进食粗纤维食物,促进肠蠕动。每天摄入足够水分,2 000～3 000 mL,以保证大便通畅。

(四)用药护理

临床上首选左甲状腺素(L-T_4),需根据促甲状腺激素水平确定最佳替代治疗量。指导患者尤其是老年人服药应从小剂量逐渐开始,并观察疗效。向患者介绍服药注意事项,用药过程中若出现心悸、烦躁、多汗、兴奋、脉搏＞100 次/分、多食、腹泻等甲亢表现时,应考虑药物过量,及时报告医师调整剂量。

(五)对症护理

1.便秘的护理

指导患者每天定时排便,养成规律排便的习惯,并为卧床患者创造良好的排便环境。教会患者腹部按摩,促进肠蠕动,鼓励患者每天进行适度的运动,如散步、慢跑等,增加食物中粗纤维的摄入,刺激肠蠕动,必要时给予缓泻剂。

2.黏液性水肿昏迷的护理

(1)建立静脉通道,按医嘱给药。

(2)保持呼吸道通畅,吸氧,必要时行气管插管或气管切开。

(3)监测生命体征和动脉血气分析的变化,记录 24 小时液体出入量。

(4)注意保暖,避免局部热敷,以免烫伤和加重循环不良。

(5)昏迷患者注意变换体位,定时翻身,按摩受压部位,防止压疮。

六、健康指导

(一)疾病知识指导

向患者介绍甲减相关知识、发病原因及注意事项,教会患者自我观察病情。告知患者黏液性水肿昏迷发生的原因、临床表现,避免接触寒冷、感染、手术、使用麻醉镇静剂等诱发因素,若出现低血压、体温低于 35 ℃,心动过缓等症状应及时就诊。

(二)用药指导

对需终身替代治疗者,向其解释终身坚持服药的重要性和必要性。不可随意停药或变更剂量。指导患者自我监测甲状腺素服用过量的症状,如出现多食消瘦、脉搏＞100 次/分、心律失常、体重减轻、发热、大汗、情绪激动等情况时,及时报告处理。慎用催眠、镇静、镇痛、麻醉等药物。

(三)生活指导

教会患者避免接触寒冷、感染、精神刺激等诱因,指导合理饮食,调整饮食结构。注意个人卫生,冬季注意保暖,减少外出,以防感染和创伤。根据病情合理安排休息和活动,保证充足的睡眠。鼓励亲友多与患者沟通交流,减少患者的孤独感。

(四)复诊指导

指导长期替代治疗的患者至少 6～12 个月检测 1 次甲状腺功能及各脏器功能。

第四节　库欣综合征

库欣综合征(Cushing 综合征)又称皮质醇增多症,是指由多种病因引起肾上腺皮质分泌过量糖皮质激素(主要是皮质醇)所致病症的总称,其中以垂体促肾上腺皮质激素(ACTH)分泌亢进所引起者最为多见,称为库欣病。主要临床表现有满月脸、多血质外观、向心性肥胖、皮肤紫纹、痤疮、高血糖、高血压、低血钾和骨质疏松等。

一、病因

(一)ACTH 依赖性库欣综合征

1.库欣病

此病最常见,约占 70%。指垂体 ACTH 分泌过多,伴肾上腺皮质增生。

2.异位 ACTH 综合征

异位 ACTH 综合征是垂体以外的恶性肿瘤分泌大量 ACTH。最常见的是肺癌,其次是胸腺癌、胰腺癌和甲状腺髓样癌等。

(二)ACTH 非依赖性库欣综合征

(1)肾上腺皮质腺瘤。

(2)肾上腺皮质癌。

(3)不依赖 ACTH 的双侧性肾上腺小结节性增生。

(4)不依赖 ACTH 的双侧性肾上腺大结节性增生。

(三)医源性皮质醇增多症

长期或大量使用 ACTH 或糖皮质激素所致。

二、临床表现

(1)满月脸、水牛背、向心性肥胖高皮质醇水平引起脂肪代谢障碍、脂肪重新分布。特征性表现:满月脸、水牛背、腹大隆起似球形、四肢相对瘦小。

(2)皮肤表现:皮肤菲薄,毛细血管脆性增加,轻微损伤即可引起瘀斑;患者下腹两侧、大腿外侧等处可出现典型的皮肤紫纹,皮肤色素沉着。

(3)代谢障碍:肝糖原异生,胰岛素抵抗,血糖升高,出现类固醇性糖尿病。部分患者因水、钠潴留伴有轻度水肿。大量皮质醇有储钠排钾作用而出现低血钾。

(4)心血管病变:高血压常见,并伴肾小球动脉硬化。

(5)对感染抵抗力减弱:肺内感染多见,化脓性细菌感染不容易局限化,可发展成蜂窝组织炎、菌血症、败血症。

(6)性功能异常。

(7)神经系统:情绪不稳定、烦躁、焦虑、失眠、记忆力减退等。

三、治疗原则及要点

(一)库欣病

本病治疗有手术、放疗、药物 3 种方法。经蝶窦显微手术切除垂体微腺瘤为近年治疗本病的首选方法。

(二)肾上腺肿瘤

明确部位后手术可根治。

(三)不依赖 ACTH 小结节性或大结节性双侧肾上腺增生

行双侧肾上腺切除,术后激素替代治疗。

(四)异位 ACTH 综合征

积极治疗原发肿瘤。

(五)医源性者

一般在停药后 1 年左右可恢复正常。

四、护理评估

(一)健康史

详细评估库欣病的病因,是否患过垂体疾病;了解患病的起始时间,诱因、主要症状及特点;有无腰背部疼痛,有无肌无力,有无情绪改变;评估目前使用药物情况;既往有无肿瘤史,有无高血压、糖尿病、骨质疏松等;了解患者生活史。

(二)身体评估

1.一般状况

患者的精神、意识状态、生命体征、面容、体型等有无异常。

2.皮肤黏膜

有无皮肤变薄、瘀斑、皮肤紫纹、色素沉着、痤疮等。

3.胸腹部检查

有无心室肥大、心衰。

4.其他

有无骨关节疼痛,骨折畸形,儿童生长发育受限等。

(三)辅助检查

查看血浆皮质醇、24小时尿17-羟皮质类固醇、地塞米松抑制试验、ACTH兴奋试验,查看B超、CT、MRI等。

(四)心理-社会评估

患者是否有情绪不稳定、烦躁、焦虑、失眠、记忆力减退等;有无性格改变、应对能力下降;评估患者患病后的精神、心理变化,家庭成员对本病的认识程度和态度等。

五、护理措施

(一)一般护理

提供安全舒适的环境,保证充足的睡眠,变换体位时应轻柔,防止骨折。重者应卧床休息,轻者鼓励患者多参加体育锻炼。逐步提高活动耐力,避免过劳等。

(二)饮食护理

进食低钠、高钾、高蛋白、低碳水化合物、低脂肪的食物,预防和控制水肿。鼓励患者食用含钾高的食物,避免刺激性食物。鼓励患者摄取富含钙及维生素

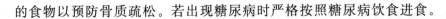

的食物以预防骨质疏松。若出现糖尿病时严格按照糖尿病饮食进食。

(三)病情观察

评估患者水肿情况,每天测量体重的变化,记录 24 小时液体出入量,监测电解质浓度和心电图变化;观察患者有无关节痛或腰背痛等情况;密切观察体温变化,注意有无感染征象;观察患者有无血糖升高表现;注意患者有无情绪认知改变。

(四)心理护理

多与患者沟通,交谈时要有耐心、语言温和,建立良好的信任关系。详细讲解疾病知识,消除紧张心理,树立战胜疾病信心。向患者讲解体态变化的原因,指导患者适当进行修饰,增加美感,建立自信。鼓励家属参与疾病的护理。对有明显精神症状者,避免刺激患者,减少情绪波动。

六、健康指导

(1)疾病知识宣教告知患者有关疾病的基本知识和治疗方法,让患者了解本病的主要治疗方法是手术,使其做好心理准备。

(2)指导患者遵医嘱正确用药并掌握药物疗效和不良反应的观察,了解激素替代治疗的注意事项。告知患者进食低钠、高钾、高蛋白、低碳水化合物、低脂肪的食物。鼓励患者食用含钾高的食物,避免刺激性食物。鼓励患者摄取富含钙及维生素的食物。

(3)告知患者防止摔伤,避免感染的重要性,并使其掌握预防措施。

(4)鼓励患者学会自我护理措施,恰当修饰,增加心理舒适感。鼓励适当从事力所能及的活动,以增强患者的自信心和自尊感。

(5)定期门诊复查,避免接触加重病情的因素,如有病情变化应及时就诊。

第六章　肾内科护理

第一节　尿路感染

一、概念

尿路感染（urinary tract infection，UTI）简称尿感，是各种病原微生物感染而引起的尿路急性、慢性炎症。多见于育龄女性、老年人、尿路畸形及免疫功能低下者。根据感染发生的部位，可分为上尿路感染和下尿路感染。上尿路感染主要是肾盂肾炎，下尿路感染主要是膀胱炎。

二、病理生理

正常情况下，尿道口周围有少量细菌寄居，一般不会引起感染。尿路通畅时尿液能冲走绝大部分细菌；尿路黏膜可分泌杀菌物质 IgA、IgG；尿液含高浓度尿素和有机酸，pH 低，不利于细菌生长；男性排尿时前列腺液有杀菌作用。当尿道黏膜有损伤、机体抵抗力下降或入侵细菌毒力大、致病力强时，细菌可侵入尿道并沿尿路上行至膀胱、输尿管或肾脏而发生尿路感染。

三、病因与易感因素

（一）基本病因

主要为细菌感染，以革兰阴性杆菌为主，其中大肠埃希菌占 70％以上，其次为副大肠埃希菌、变形杆菌、克雷伯杆菌等。致病菌常为一种，极少数为两种细菌以上的混合感染。细菌的吸附能力是重要的致病力。

(二)易感因素

1.尿路梗阻

任何妨碍尿液自由流出的因素,如结石、前列腺增生、狭窄、肿瘤等均可导致尿液积聚,细菌不易被冲洗清除,而在局部大量繁殖引起感染。

2.膀胱输尿管反流

输尿管壁内段及膀胱开口处的黏膜形成阻止尿液从膀胱输尿管口反流至输尿管的屏障,当其功能或结构异常时可使尿液从膀胱逆流到输尿管,甚至肾盂,导致细菌在局部定植,发生感染。

3.机体免疫力低下

如长期使用免疫抑制剂、糖尿病、长期卧床、严重的慢性病等。

4.妊娠

2%～8%的妊娠妇女可发生尿路感染,与孕期输尿管蠕动功能减弱、暂时性膀胱输尿管活瓣关闭不全及妊娠后期子宫增大致尿液引流不畅有关。

5.性别和性活动

女性尿道较短(约 4 cm)而宽,距离肛门较近,开口于阴唇下方是女性容易发生尿路感染的重要因素。性生活时可将尿道口周围的细菌挤压入膀胱引起尿路感染。

6.医源性因素

导尿或留置导尿管、膀胱镜和输尿管镜检查、逆行性尿路造影等可致尿路黏膜损伤,将细菌带入尿路,从而引发尿路感染。据文献报道,即使严格消毒,单次导尿后,尿感的发生率为 1%～2%;留置导尿管1天感染率约为 50%;超过 3 天者,感染发生率可达 90% 以上。

四、临床表现

(一)急性膀胱炎

主要为膀胱刺激征的表现:患者出现尿频、尿急、尿痛、下腹部不适等膀胱刺激征,常有白细胞尿,约 30% 有血尿,偶见肉眼血尿。

(二)急性肾盂肾炎

起病较急,常出现寒战、高热、头痛、乏力、肌肉酸痛、食欲缺乏、恶心、呕吐等全身症状,以及尿频、尿急、尿痛、下腹部不适、血尿、脓尿、腰痛、肾区压痛或叩痛、输尿管点压痛等泌尿系统表现。并发症有肾乳头坏死和肾周脓肿。

(三)无症状性菌尿

无症状性菌尿表现为患者有真性菌尿而无尿感的症状。

五、辅助检查

(1)血常规:急性期白细胞计数和中性粒细胞比例升高。

(2)尿常规:尿液外观浑浊,尿沉渣镜检可见大量白细胞、脓细胞,白细胞管型有助于肾盂肾炎的诊断。

(3)尿细菌学检查:可见真性菌尿。

(4)影像学检查:可了解尿路情况,及时发现有无尿路结石、梗阻、反流、畸形等导致尿路感染反复发作的因素。对于反复发作的尿路感染应行静脉肾盂造影。

六、治疗

(一)治疗原则

祛除易感因素,合理使用抗生素。在未有药物敏感试验结果时,应选用对革兰阴性杆菌有效的抗菌药物。获得尿培养结果后,根据药敏试验选择药物。

(二)药物治疗

1.应用抗生素

抗生素可抑制或杀灭细菌,控制感染,改善尿路刺激症状。治疗常用的有复方磺胺甲噁唑,口服;或氟喹酮类(氧氟沙星)每次 0.2 g,3 次/天;或头孢类(头孢噻肟钠)等,症状明显者予静脉用药。

2.应用碱性药物

碱性药物可以碱化尿液,增强抗菌药物的疗效,减轻尿路刺激的症状。常用的有碳酸氢钠,口服,每次 1.0 g,3 次/天。

3.其他对症治疗

解热镇痛药,可降低体温缓解疼痛,增加患者舒适感。常用萘普生 0.125 mg,口服或阿尼利定 2 mL,肌内注射。

七、护理评估

(一)一般评估

1.生命体征

感染严重时患者体温一般会升高;脉搏、呼吸会偏快;血压正常或偏低。

2.患者主诉

有无尿频、尿急、尿痛、腰痛等症状。

3.相关记录

尿量、尿液性状、饮食、皮肤等记录结果。

(二)身体评估

1.视诊

面部表情,是否为急性、痛苦面容。

2.触诊

腹部、膀胱区有无触痛或压痛。

3.叩诊

肾区、输尿管行程有无压痛、叩击痛。

(三)心理-社会评估

患者在疾病治疗过程中的心理反应与需求,家庭及社会支持情况,引导患者正确配合疾病的治疗与护理。

(四)辅助检查结果评估

1.尿常规

尿中白细胞计数有无减少,有无出现白细胞管型。

2.尿细菌学检查

真性菌尿有助于疾病的诊断,清洁中段尿细菌定量培养菌落数$\geqslant 10^5/mL$,则为真性菌尿,如菌落计数$< 10^4/mL$为污染。膀胱穿刺尿定性培养有细菌生长也提示真性菌尿。

(五)尿路感染治疗常用药效果的评估

(1)抗生素一般用药72小时可显效,若无效则应根据药物敏感试验更改药物,必要时联合用药。

(2)口服磺胺类药物要注意有无磺胺结晶形成。

(3)观察服用解热镇痛药后体温的变化,注意体温过低或出汗过多引起虚脱。

八、主要护理诊断/问题

(1)排尿障碍:与尿路感染所致的尿路刺激征有关。

(2)体温过高:与急性肾盂肾炎有关。

(3)焦虑:与病程长、病情反复发作有关。

(4)潜在并发症:肾乳头坏死、肾周脓肿等。

(5)知识缺乏:缺乏预防尿路感染的知识。

九、护理措施

(一)适当休息

为患者提供安静、舒适环境,增加休息与睡眠时间。肾区疼痛明显时应卧床休息,嘱患者少站立或弯腰,必要时遵医嘱给予止痛剂。高热患者应卧床休息,体温超过39 ℃时可采用冰敷、酒精擦浴等措施进行物理降温,必要时行药物降温。

(二)合理饮食

给予高蛋白、高维生素和易消化的清淡饮食,鼓励患者多饮水,每天饮水量不少于2 000 mL,增加尿量,以冲洗膀胱、尿道,促进细菌和炎性分泌物排出,减轻尿路刺激症状。

(三)用药护理

1.合理用药

遵医嘱合理选用抗生素,注意观察药物疗效及不良反应。停服抗生素7天后,需进行尿细菌定量培养,如结果阴性表示急性细菌性膀胱炎已治愈;如仍有真性细菌尿,应继续给予2周抗生素治疗。

2.磺胺类药物

口服磺胺类药物可引起恶心、呕吐、厌食等胃肠道反应,经肾脏排泄时易析出结晶,还可引起粒细胞计数减少等,服用时应多饮水并口服碳酸氢钠碱化尿液,以减少磺胺结晶的形成和减轻尿路刺激征。

(四)心理护理

应向患者解释本病的特点及规律,说明紧张情绪不利于尿路刺激征的缓解。指导患者放松心态、转移注意力,消除紧张情绪及恐惧心理,积极配合治疗。

(五)健康教育

(1)个人卫生:指导患者保持良好的生活习惯,学会正确清洁外阴的方法,保持外阴清洁干燥,穿宽松合体的衣服,尽量不穿紧身内衣。

(2)多喝水、勤排尿、勿憋尿。

(3)按时、按量、按疗程坚持用药,勿随意停药,并定期随访,一旦出现尿路感染的症状,应尽快诊治。

十、护理效果评估

(1)患者尿路刺激征是否减轻或消失。

(2)患者体温是否恢复正常。

(3)患者情绪是否稳定,能否积极配合治疗。

第二节 急性肾小球肾炎

一、概念

急性肾小球肾炎(acute glomerulonephritis,AGN)简称急性肾炎,是一组起病急,以血尿、蛋白尿、水肿和高血压为特征的肾脏疾病,可伴有一过性肾损害。本病多见于链球菌感染后。

二、病理生理

急性肾小球肾炎常发生于β溶血性链球菌引起的上呼吸道感染或皮肤感染后,链球菌的细胞壁成分或某些分泌蛋白刺激机体产生抗体,形成循环免疫复合物沉积于肾小球或原位免疫复合物种植于肾小球,最终发生免疫反应引起双肾脏弥漫性炎症。病理类型为毛细血管内增生性肾炎,呈弥漫性病变,以肾小球系膜细胞及内皮细胞为主,但肾小球病变不明显。

三、病因与诱因

链球菌感染为主要病因,其他细菌、病毒和寄生虫的感染也可为致病因素。

四、临床表现

急性肾炎发病前常有前驱感染,潜伏期为1～3周,起病急,病情轻重不一,预后大多较好。

(1)尿液改变:尿量减少,出现蛋白尿,血尿(常为首发症状)。

(2)水肿:水肿为首发症状,见于80%以上的患者,多表现为晨起眼睑水肿,可伴双下肢水肿,重者可出现全身水肿、腹水和胸腔积液。

(3)高血压:80%的患者出现一过性的轻中度高血压,可随尿量增加,水、钠潴留减轻而恢复正常。

(4)肾功能异常：部分患者因尿量减少可出现一过性轻度氮质血症，随尿量增加可恢复正常，极少数患者可出现急性肾衰竭。

(5)并发症：心力衰竭、高血压脑病、急性肾衰竭。

五、辅助检查

(1)尿液检查：几乎所有患者均有镜下血尿，尿蛋白多为＋～＋＋。

(2)抗链球菌溶血素"O"抗体(ASO)测定：ASO滴度可见升高。

(3)血清补体测定：可检测总补体及补体 C_3 的动态变化。

(4)肾功能检查：可有一过性尿素氮升高。

六、治疗

(一)治疗原则

以对症治疗、卧床休息为主，积极控制感染和预防并发症，急性肾衰竭者予短期透析。

(二)药物治疗

1.利尿剂的应用

利尿剂可增加尿钠排出，减少体内水、钠潴留，减轻水肿。常用噻嗪类利尿剂和保钾利尿剂合用，氢氯噻嗪 25 mg，3 次/天，氨苯蝶啶 50 mg，3 次/天，两者合用可提高利尿效果，并减少低钾血症的发生；襻利尿剂常用呋塞米，20～120 mg/d，口服或静脉注射。

2.无肾毒性抗生素

青霉素、头孢菌素。

3.降压药

首选对肾脏保护作用的降压药，常用血管紧张素转换酶抑制剂(如卡托普利、贝那普利)和血管紧张素Ⅱ受体阻滞剂(如氯沙坦)。两药降压同时，还可减轻肾小球高滤过、高灌注、高压力状态。

七、护理评估

(一)一般评估

1.生命体征

感染未控制时可有发热；水、钠潴留致血容量增加可有血压升高、心率、呼吸加快。

2.患者主诉

发病前有无上呼吸道感染或皮肤感染;有无尿量减少、肉眼血尿;水肿发生的部位,有无腹胀等。

3.相关记录

身高、体重、饮食、睡眠及排便情况等。

(二)身体评估

1.视诊

皮肤是否完好,有无感染病灶;水肿的部位及程度等。

2.触诊

(1)测量腹围:观察有无腹水征象。

(2)观察颜面及全身水肿情况:根据每天水肿的部位记录情况与患者尿量情况做动态的综合分析,判断水肿是否减轻,治疗是否有效。

3.叩诊

腹部有无移动性浊音,有无胸腔积液,心界有无扩大。

4.听诊

两肺有无湿啰音和哮鸣音。

(三)心理-社会评估

了解患者对疾病的认识程度,有无因疾病而导致的焦虑、恐惧等不良情绪。评估患者家庭及社会的支持情况。

(四)辅助检查结果评估

1.ASO 测定

ASO 滴度高低与链球菌感染有关,滴度明显升高说明近期有链球菌感染。但早期用青霉素后,滴度可不高。

2.补体测定

血清补体的动态变化是急性链球菌感染后急性肾炎的重要特征,发病初期补体 C_3 明显下降,8 周内逐渐恢复正常。

(五)主要用药的评估

(1)利尿剂治疗时:尤其注意有无电解质紊乱,有无出现嗜睡、精神萎靡、呕吐、厌食、心音低钝、肌张力低或惊厥等症状。

(2)抗生素应用注意有无肾毒性。

八、主要护理诊断/问题

(1)体液过多:与肾小球滤过率下降导致水、钠潴留有关。

(2)有皮肤完整性受损的危险:与皮肤水肿有关。

九、护理措施

(一)休息与活动

急性期要绝对卧床休息,待血压恢复正常、水肿消退、肉眼血尿消失后方可逐步增加活动量。

(二)病情观察

观察水肿的部位、特点、程度及消长情况,定期测量胸围、腹围、体重的变化,有利于治疗效果评估及判断有无胸腔积液和腹水的出现等,或作为调整输入量和速度、饮水量及利尿剂用量的依据。记录 24 小时液体出入量,监测尿量变化,监测生命体征,尤其是血压。观察有无心力衰竭、高血压脑病的表现,密切监测实验室检查结果。

(三)饮食护理

急性期的患者严格限制钠的摄入以减轻水肿和心脏负荷。每天食盐量为 1～2 g,水肿消退、血压下降、病情好转后可逐渐恢复正常饮食。有氮质血症时限制蛋白入量,给予足量的热量和维生素。尿量减少时注意控制水和钾的摄入。

(四)皮肤护理

保持皮肤清洁,防止皮肤破溃与感染。勿用力过大清洁皮肤,避免擦伤皮肤。重度水肿者避免肌内注射,应采取静脉途径保证药物准确及时输入。静脉穿刺时严格消毒皮肤,穿刺点在各层组织不在同一部位。定期观察水肿部位和皮肤情况,注意有无破溃、发红现象,及时处理异常情况。

(五)预防感染

保持环境清洁,定期空调消毒,定时开门窗通风换气,保持室内温度和湿度合适。尽量减少病区探访人次,限制上呼吸道感染者探访。病区的地板、桌子要用消毒水清洁。

(六)用药护理

注意观察利尿的疗效和不良反应。

(七)心理护理

多关心体贴患者,及时解答患者及家属的各种疑问,指导其保持乐观心态及稳定的情绪。

(八)健康教育

1.预防上呼吸道感染

解释本病与感染的关系,加强个人卫生、注意保暖,预防呼吸道等各种感染。

2.休息和活动

患病期间加强休息,病情稳定后可从事轻体力活动,痊愈后可参加体育活动,增强体质,1～2年内应避免重体力活动和劳累。

3.自我监测

指导患者自我监测血压,观察尿量、血尿、蛋白尿等,定时随访。

4.急需就诊的指标

告诉患者如果出现下列任何一种情况,请速到医院就诊。

(1)尿量减少、血尿。

(2)面部、下肢水肿。

(3)感冒、发热。

十、护理效果评估

(1)患者肉眼血尿消失,血压恢复正常,水肿减轻或消退。

(2)患者有效预防高血压脑病及严重循环充血,活动耐力增加。

(3)患者掌握预防本病的知识。

第三节 慢性肾小球肾炎

一、概念

慢性肾小球肾炎(chronic glomerulonephritis,CGN),简称慢性肾炎,是一组以血尿、蛋白尿、高血压和水肿为基本临床表现的肾小球疾病。其临床特点为病情迁延,病变进展缓慢,可伴不同程度的肾功能减退,最终将发展为慢性肾衰竭。

二、病理生理

慢性肾炎可由多种病理类型引起,常见类型有系膜增生性肾炎、系膜毛细血管性肾炎、局灶性节段性肾小球硬化、膜性肾病等。病变发展到后期,以上不同类型病理变化均可转化为不同程度的肾小球硬化,相应肾单位的肾小管萎缩、肾间质纤维化,肾脏体积缩小、皮质变薄。

三、病因与诱因

病因尚不明确,多由各种原发性肾小球疾病发展而成,仅少数由急性肾炎发展所致。起始因素多为免疫介导炎症。

感染、劳累、妊娠、应用肾毒性药物、预防接种以及高蛋白、高磷、高脂肪的饮食可引起肾损害,加快病情进展。

四、临床表现

以青中年男性多见,多数起病隐匿,临床表现差异较大。蛋白尿和血尿出现较早且多较轻;早期水肿可有可无,多为眼睑或下肢的轻中度水肿,晚期可持续存在;90%以上的患者有不同程度高血压;随着病情的发展逐渐出现夜尿增加,肾功能减退,最后发展为慢性肾衰竭而出现相应的临床表现。

五、辅助检查

(1)实验室检查:尿常规可检测是否出现尿异常(蛋白尿、血尿、管型尿)等;血常规可帮助对贫血及其程度的判断;肾功能检查可了解氮质血症、内生肌酐清除率的情况,有助于对肾功能损害程度的判断。

(2)B超检查:晚期双肾脏缩小,皮质变薄。

六、治疗

(一)治疗原则

防止或延缓肾功能减退,改善或缓解临床症状及防治严重并发症。药物治疗一般不宜用激素及细胞毒性药物。

(二)药物治疗

1.降压药

应选择对肾脏有保护作用的降压药,首选血管紧张素转换酶抑制剂(如卡托普利、贝那普利)和血管紧张素Ⅱ受体阻滞剂(如氯沙坦)。两药在降压的同时,还可减轻肾小球高滤过、高灌注、高压力状态。

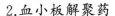

2.血小板解聚药

常用双嘧达莫 300~400 mg/d 或小剂量阿司匹林 50~300 mg/d,口服。

3.利尿剂

噻嗪类利尿剂常用氢氯噻嗪 25 mg,每天 3 次;保钾利尿剂常用氨苯蝶啶 50 mg,每天 3 次;襻利尿剂常用呋塞米,20~120 mg/d,口服或静脉注射。

七、护理评估

(一)一般评估

1.生命体征

大部分患者可有不同程度的高血压。

2.患者主诉

有无尿量减少、泡沫尿、血尿;水肿的发生时间、部位、特点、程度、消长情况;血压是否升高,有无头晕头痛;有无气促、胸闷、腹胀等腹水、胸腔积液、心包积液的表现;有无发热、咳嗽、皮肤感染、尿路刺激征等。

3.相关记录

身高、体重、饮食、睡眠及排便情况等。

(二)身体评估

1.视诊

面部颜色(贫血);有无水肿(肾炎性水肿多从颜面部开始,肾病性水肿多从下肢开始);皮肤黏膜有无破损;腹部有无膨隆或蛙状腹。

2.触诊

(1)测量腹围:观察有无腹水征象。

(2)颜面、下肢水肿的情况:根据每天水肿的部位记录情况与患者尿量情况做动态的综合分析,判断水肿是否减轻,治疗是否有效。

3.叩诊

肾区有无叩击痛;腹部有无移动性杂音;肺下界移动范围有无变小;心界有无扩大。

4.听诊

两肺有无湿啰音和哮鸣音。

(三)心理-社会评估

了解患者的心理反应状况及社会支持情况,如医疗费用来源是否充足、家庭成员的关心程度等。

(四)辅助检查结果评估

1.尿液检查

有无血尿、蛋白尿,各种管型尿。

2.血液检查

注意有无红细胞和血红蛋白的异常;血肌酐、血尿素氮升高和内生肌酐清除率下降的程度。

3.B超

双侧肾脏是否为对称性缩小、皮质变薄。

4.肾活组织检查

可根据肾小球病变的病理类型,了解治疗效果及预后。

(五)主要用药的评估

1.利尿剂

尤其注意有无电解质紊乱,有无出现嗜睡、精神萎靡、呕吐、厌食、心音低钝、肌张力低或惊厥等症状。

2.降压药

理想的血压控制水平视蛋白尿程度而定,尿蛋白>1 g/d 者,血压最好控制在 16.7/10.0 kPa(125/75 mmHg)以下;尿蛋白<1 g/d 者,最好控制在 17.3/10.7 kPa(130/80 mmHg)以下。

3.血小板解聚药

注意有无皮肤黏膜出血、血尿等出血征象。

八、主要护理诊断/问题

(1)体液过多:与肾小球滤过率下降,水、钠潴留,低蛋白血症有关。

(2)营养失调:营养低于机体需要量,与摄入量减少及肠道吸收减少有关。

(3)知识缺乏:缺乏本病防治知识。

九、护理措施

(一)休息与活动

注意多卧床休息,待血压稳定、水肿消退后增加活动量,以次日不觉疲劳为度。

(二)饮食护理

予优质低蛋白、低磷、高热量饮食,每天蛋白质入量控制在 0.6～0.8 g/kg,

其中 60% 以上为动物蛋白质;少尿者应限制水的摄入,每天入量约为前一天 24 小时的尿量加上 500 mL;明显水肿、高血压者予低盐饮食。

(三)用药护理

严格按医嘱用药,并注意观察常用药的毒副作用,发现问题及时处理,控制输液总量及速度等。

(四)皮肤护理

同急性肾小球肾炎。

(五)健康教育

1.活动与休息指导

制订个体化的活动计划,注意休息,避免过度劳累。适当活动,增强抵抗力,预防各种感染。

2.饮食指导

解释优质低蛋白、低磷、低盐、高热量饮食的重要性,指导患者根据病情选择合适的食物和量。

3.用药指导

按医嘱用药,避免使用肾毒性药物。

4.病情监测

指导患者或家属学会自我监测血压及观察水肿程度和尿液的变化,定时复诊。

5.就诊的指标

告诉患者如果出现下列任何一种情况,请速到医院就诊。

(1)恶心、呕吐;头痛、头晕。

(2)面部、腹部、下肢肿胀。

(3)血尿、大量泡沫尿。

十、护理效果评估

(1)患者血压控制在良好状态。

(2)患者水肿减轻或消退。

(3)患者皮肤无损伤或感染。

(4)患者认识到饮食治疗的重要性,遵守饮食计划。

第四节　肾病综合征

一、概念

肾病综合征是由各种肾脏疾病引起的以大量蛋白尿(尿蛋白＞3.5 g/d)、低蛋白血症(血浆清蛋白＜30 g/L)、水肿、高脂血症为临床表现的一组综合征。

肾病综合征分为原发性和继发性两大类。原发性肾病综合征是原发于肾脏本身的肾小球疾病,继发性肾病综合征是继发于全身或其他系统的疾病,例如糖尿病、肾淀粉样变性、系统性红斑狼疮、多发性骨髓瘤等。

二、病理生理

肾病综合征的发病机制为免疫介导性炎症所致的肾损害。当肾小球滤过膜的屏障功能受损,其对血浆蛋白的通透性增高,使原尿中蛋白含量增多,当超过肾小管的重吸收时,则形成大量蛋白尿。大量清蛋白在尿中丢失导致低蛋白血症,使血浆胶体渗透压明显下降,水分从血管内进入组织间隙而引起水肿。由于低蛋白血症刺激肝脏代偿性合成蛋白质的同时,脂蛋白的合成也增加,加之后者分解下降,故出现高脂血症。

三、病因与诱因

(一)基本病因

1.原发性肾病综合征

原发于肾脏本身的肾小球疾病,如急性肾炎、急进性肾炎、慢性肾炎等原发性肾小球肾病;或病理诊断中的微小病变型肾病、系膜增生性肾小球肾炎、局灶性节段性肾小球硬化、膜性肾病及系膜毛细血管性肾小球肾炎等。

2.继发性肾病综合征

继发于全身系统性疾病或先天遗传性疾病在病变过程中累及肾脏。

(二)诱因

常因上呼吸道感染、受凉及劳累起病。

四、临床表现

(一)大量蛋白尿和低蛋白血症

患者每天从尿中丢失大量蛋白质(＞3.5 g/d),是导致低蛋白血症的主要原因。

(二)水肿

患者常为全身性水肿,以身体下垂部位明显,常为凹陷性水肿。重者常合并胸腔、腹部、心包等处的积液。

(三)高脂血症

患者以高胆固醇血症最为常见,血液中的甘油三酯、低密度脂蛋白、极低密度脂蛋白含量升高。

(四)并发症

1.感染

感染是肾病综合征常见的并发症,多为院内感染,感染部位以呼吸道、泌尿道、皮肤最多见。

2.血栓、栓塞

血栓、栓塞多发生于肾静脉、下肢静脉、脑动脉、肺动脉等处,其中以肾静脉血栓最为多见。

3.急性肾衰竭

因有效循环血容量减少、肾血流量下降导致的肾前性氮质血症,经扩容、利尿治疗可恢复。少数可发展为肾实质性急性肾衰竭,主要表现为少尿、无尿,扩容、利尿治疗无效。

4.其他

蛋白质营养不良,儿童生长发育迟缓;动脉硬化、冠心病;机体抵抗力低下,易发生感染等。

五、辅助检查

(1)实验室检查:24 小时尿蛋白的检测可对蛋白尿进行定量;血生化检查可了解低蛋白血症、高脂血症的程度;肾功能检查可了解氮质血症、内生肌酐清除率的情况,有助于对急性肾衰竭的判断。

(2)肾 B 超检查:双肾正常或缩小。

(3)肾活组织病理检查:该检查是确诊肾小球疾病的主要依据,可明确肾小球病变类型,指导治疗及判断预后。

六、治疗

利尿消肿,降血脂,抑制免疫与炎症反应。

(一)利尿消肿

(1)噻嗪类利尿剂:常用氢氯噻嗪 25 mg,每天 3 次。

(2)保钾利尿剂:常用氨苯蝶啶 50 mg,每天 3 次为基本治疗,与噻嗪类利尿剂合用提高利尿效果。

(3)襻利尿剂:呋塞米,20～120 mg/d。

(4)渗透利尿剂:常用不含钠的右旋糖酐-40 静脉滴注,随之加呋塞米可增强利尿效果。

(5)血浆或血浆清蛋白静脉输注提高胶体渗透压,同时加襻利尿剂有良好的利尿效果。

(二)减少尿蛋白

应用血管紧张素转换酶抑制剂和其他降压药,可通过降低肾小球内压而达到不同程度的减少尿蛋白的作用。

(三)降脂治疗

降脂治疗常用他汀类、氯贝丁酯类降脂药。

(四)抑制免疫与炎症反应

1.肾上腺糖皮质激素

可抑制免疫反应,减轻、修复滤过膜损害,有抗感染、抑制醛固酮和抗利尿激素等作用。使用原则为起始足量、缓慢减药和长期维持。常用泼尼松,开始量为 1 mg/(kg·d),全天量顿服;8～12 周后开始减量至 0.4～0.5 mg/(kg·d),维持 6～12 个月。

2.细胞毒性药物

用于激素抵抗型或依赖型,常用环磷酰胺,每天 100～200 mg 分次口服,或隔天静脉注射,总量达到6～8 g 后停药。

(五)控制感染

当发生感染时,应选择敏感、强效及无肾损害的抗感染治疗。

(六)防止血栓

常用肝素、双嘧达莫等。

七、护理评估

(一)一般评估

1.生命体征

合并感染时可出现体温升高;高度水肿可致有效血容量减少,血压下降甚至休克。

2.患者主诉

水肿的发生时间、部位、特点、程度、消长情况;有无气促、胸闷、腹胀等腹水、胸腔积液、心包积液的表现;有无尿量减少、泡沫尿、血尿;有无发热、咳嗽、皮肤感染、尿路刺激征等。

3.相关记录

身高、体重、饮食、睡眠及排便情况等。

(二)身体评估

1.视诊

颜面部、肢体的水肿情况(肾病性水肿多从下肢开始);皮肤黏膜有无破损;腹部有无膨隆或蛙状腹。

2.触诊

(1)测量腹围:观察有无腹水征象。

(2)颜面、下肢水肿情况:凹陷性水肿为低蛋白血症导致。

3.叩诊

腹部有无移动性杂音;肺下界移动范围有无变小;心界有无扩大。

4.听诊

两肺有无湿啰音和哮鸣音。

(三)心理-社会评估

了解患者在疾病治疗过程中的心理反应与需求,家庭及社会支持情况,如医疗费用来源是否充足、家庭成员的关心程度等。

(四)辅助检查结果评估

(1)尿液检查:了解尿蛋白的定性、定量结果,有无血尿、各种管型尿等。

(2)血液检查:注意各项生化指标,有无电解质紊乱、低蛋白血症、高脂血症;血肌酐、血尿素氮升高和内生肌酐清除率下降的程度。

(3)根据肾小球病变的病理类型,了解治疗效果及预后。

(五)主要用药的评估

1.利尿剂

了解用药后尿量的变化、水肿的消退情况,尿量较多时尤其注意有无电解质紊乱、血容量不足的表现。

2.糖皮质激素

长期服用糖皮质激素注意有无水、钠潴留、血糖升高、血压升高、低血钾、消化道溃疡、精神兴奋及出血、骨质疏松、继发感染、伤口不愈合,以及肾上腺皮质功能亢进症的表现,如向心性肥胖、痤疮、多毛等不良反应。

3.细胞毒性药物

运用环磷酰胺治疗时有无中毒性肝炎、骨质疏松、性腺抑制(尤其男性)、出血性膀胱炎及脱发等。

八、主要护理诊断/问题

(1)营养失调:低于机体需要量,与大量蛋白尿、摄入减少及吸收障碍有关。

(2)体液过多:与低蛋白血症致血浆胶体渗透压下降等有关。

(3)有感染的危险:与机体抵抗力下降、应用激素和/或免疫抑制剂有关。

(4)有皮肤完整性受损的危险:与水肿、营养不良有关。

九、护理措施

(一)适当休息

卧床休息,出现严重水肿、胸腔积液和呼吸困难者取半卧位,眼睑、面部水肿者枕头应稍垫高,水肿消退后可适当增加活动量。

(二)饮食护理

提供正常量的优质蛋白质饮食,每天摄入蛋白质为 $1\ g/kg$,如有肾功能损害时,应根据肌酐清除率情况给予优质低蛋白饮食,并保证足够的热量。为减轻高脂血症,应少食富含饱和脂肪酸的食物如动物油脂,多吃多具不饱和脂肪酸的食物如植物油,以及富含可溶性纤维的食物如豆类、燕麦等。

(三)皮肤护理

保持皮肤清洁,防止皮肤破溃与感染。勿用力过大清洁皮肤,避免擦伤皮肤。重度水肿者避免肌内注射,应采取静脉途径保证药物准确及时输入。静脉穿刺时严格消毒皮肤,穿刺点在各层组织不在同一部位。定期观察水肿部位和皮肤情况,注意有无破溃、发红现象,及时处理异常情况。

(四)用药护理

严格按医嘱定时、定量、按疗程用药,注意观察常用药的毒副作用,发现问题及时处理。

(五)心理护理

积极主动与患者沟通,耐心倾听他们的倾诉,解答其提出的问题,指导其保持乐观心态、情绪稳定,给予患者及家属精神支持。

(六)健康教育

1.饮食指导

宜选择高纤维、低脂、低胆固醇、低盐、正常量的蛋白质、充足热量、富含维生素的易消化、清淡饮食。

2.用药指导

按时、正确服用相关药物,让患者了解常用药物的不良反应及自我观察要点。

3.预防感染的措施

注意保暖,防止受凉,尤其是要避免呼吸道感染。

4.适当活动计划

制订个体化的活动计划,注意休息,避免过度劳累。

5.自我观察

观察水肿的部位、特点、程度及消长情况,定期测量胸围、腹围、体重的变化,有利于治疗效果评估及有无胸腔积液和腹水的出现等,或作为调整输入量和速度、饮水量及利尿剂用量的依据。

6.就诊的指标

(1)尿量减少、大量泡沫尿。

(2)面部、腹部、下肢肿胀。

(3)发热、咳嗽、皮肤感染等。

十、护理效果评估

(1)患者饮食结构合理,营养状况改善,血浆清蛋白升高。

(2)患者水肿减轻或消退。

(3)患者能够积极配合,采取预防感染措施,未发生感染。

(4)患者皮肤无破损或感染。

(5)患者自觉症状好转。

第五节　急性肾衰竭

一、概述

急性肾衰竭(acute renal failure,ARF)是由各种原因引起的肾功能在短时间内(数小时至数周)突然下降而出现的氮质废物滞留和尿量减少的综合征。肾功能下降可发生在原来无肾脏病的患者,也可发生在慢性肾脏病(chronic kidney disease,CKD)患者。ARF 主要表现为血肌酐和血尿素氮升高,水、电解质和酸碱平衡紊乱,及全身各系统并发症。常伴有少尿,但也可以无少尿表现。

二、病理生理

由于病因及病变的严重程度不同,病理改变可有显著差异,肉眼见肾脏体积增大,质软,肾皮质切面苍白,缺血,髓质呈暗红色。典型的缺血性急性肾衰竭镜下见肾小管上皮细胞变性坏死、从基膜上脱落,管腔内有管型堵塞,基膜常有破坏。肾毒性急性肾衰竭上皮细胞的坏死及基膜的破坏不如缺血性急性肾衰竭明显。如基膜完整性破坏,则肾小管上皮细胞多不能再生。

三、主要病因与诱因

(一)肾前性

肾实质的结构无异常变化,是有效血容量下降引起肾血流灌注不足,导致了肾小球滤过率下降。常见病因:①各种原因的液体丢失、出血导致的血容量不足;②各种心脏病导致的心排血量减少;③各种原因引起的肾内血流动力学改变,如使用降压药等。

(二)肾实质性

由于肾实质损伤所致,最常见的是肾缺血或肾毒性物质损伤肾小管上皮细胞。常见的肾性因素:①急性肾小管坏死;②急性肾间质病变;③肾小球和肾小管病变。

(三)肾后性

由于各种原因的急性尿路梗阻所致。常见病因有尿路结石、双侧肾盂积液、前列腺增生和肿瘤等。如及时解除病因,肾功能常得以恢复。

四、临床表现

(一)起始期的临床表现

此期有严重的肾缺血,但未发生明显的肾实质性损伤,主要是原发病的症状体征,若及时治疗,肾损害可逆转。

(二)维持期的临床表现

此期又称少尿期,肾小球滤过率维持在低水平,大多患者出现少尿或无尿。

1.急性肾衰竭的全身表现

(1)消化系统症状(最早出现的症状):食欲减退、恶心、呕吐、腹胀、腹泻等,严重者可发生消化道出血。

(2)呼吸系统症状:因容量负荷过度,可出现呼吸困难、咳嗽、憋气、胸痛等症状。

(3)循环系统症状:可出现高血压、心力衰竭、肺水肿、心律失常及心肌病变等表现。

(4)神经系统症状:出现意识障碍、躁动、谵妄、抽搐、昏迷等尿毒症脑病症状。

(5)血液系统症状:可有出血倾向及轻度贫血现象。

(6)常合并感染、多器官功能衰竭等。

2.水、电解质和酸碱平衡紊乱

(1)水过多:稀释性低钠血症、高血压、心力衰竭、急性肺水肿和脑水肿等。

(2)代谢性酸中毒:恶心、呕吐、乏力、嗜睡和呼吸深长等。

(3)高钾血症(重要死因):恶心、呕吐、肢体麻木、烦躁、胸闷等,可发生心动过缓,心律失常,甚至心室颤动、心搏骤停,是少尿期的首位死因。

(4)低钠血症:疲乏、头晕、手足麻木、视物模糊,严重时出现脑水肿表现。此外,还可有低钙、高磷、低氯血症等。

3.恢复期的临床表现

患者尿量逐渐恢复正常,血肌酐及血尿素氮逐渐下降,可有多尿表现,一般持续1~3周后恢复正常。

五、辅助检查

(一)血液检查

可见轻、中度贫血;血肌酐及血尿素氮进行性上升;高血钾、低血钠、低血钙、高血磷,代谢性酸中毒等。

(二)尿液检查

早期肾前性 ARF 及肾后性 ARF 尿液检查常无异常。急性肾小管坏死时可见肾小管上皮细胞管型;大量蛋白和红细胞管型常提示为急性肾小球肾炎;在少尿的前提下尿比重低而固定,大多<1.015,尿渗透浓度<350 mmol/L,肾衰指数常>1。

(三)影像学检查

超声显像和 CT 检查对排除尿路梗阻有帮助;X 线或放射性核素检查可帮助确定有无血管阻塞。

(四)肾活组织检查

在排除了肾前性和肾后性因素后,对病因不明的急性肾衰竭患者,肾活检病理检查对诊断和治疗均有很大价值。

六、治疗

(一)治疗原则

纠正可逆的病因,预防额外的损伤;调节水、电解质和酸碱平衡、控制氮质潴留、供给足够营养和治疗原发病;防治各种并发症。

(二)药物治疗

利尿剂的应用:少尿病例在判定无血容量不足的因素后,可以应用呋塞米,每天剂量一般为 200~400 mg 静脉滴注,1~2 次后无效即停止继续给药。

(三)防治高钾血症

1.钙剂的应用

钙离子能对抗钾离子对心脏的抑制,有加强心肌收缩的作用。常用 10%葡萄糖酸钙 10~20 mL 稀释后缓慢静脉注射。

2.碱剂的应用

可纠正酸中毒并促进钾离子向细胞内转移,降低血清钾浓度。常用 5%碳酸氢钠 100~250 mL 静脉滴注,根据心功能情况控制滴速。

3.高渗葡萄糖和胰岛素的应用

使用高渗葡萄糖和胰岛素可使细胞外钾离子转入细胞内合成糖原以减轻高钾血症。常用 50%葡萄糖液 50 mL 加普通胰岛素 10 U 缓慢静脉注射。

七、护理评估

(一)一般评估

1.生命体征

合并感染者体温可升高;高钾血症可出现心率减慢、心律失常;代谢性酸中毒时会出现深大呼吸。

2.患者主诉

包括原发病及全身各系统的异常表现。

3.相关记录

体重、体位、饮食、皮肤、液体出入量等记录结果。

(二)身体评估

1.视诊

有无贫血面容;有无水肿及其部位、程度特点;有无腹水征象;皮肤是否完整;有无出血征象等。

2.触诊

(1)测量腹围:观察有无腹水征象。

(2)颜面水肿、下肢凹陷性水肿情况:根据每天下肢水肿的部位记录情况与患者尿量情况做动态的综合分析,判断水肿是否减轻,治疗是否有效。

(3)有无肌腱反射消失、四肢乏力,警惕高钾血症的发生。

3.叩诊

肾区有无叩击痛、压痛;膀胱内有无尿液潴留;腹部有无移动性杂音;肺下界移动范围有无变小;心界有无扩大。

4.听诊

两肺有无湿啰音和哮鸣音;有无心律失常等。

(三)心理-社会评估

了解患者在疾病治疗过程中的心理反应与需求,家庭及社会支持情况,如医疗费用来源是否充足、家庭成员的关心程度等。

(四)辅助检查结果评估

1.电解质

电解质紊乱可发生于急性肾衰竭的各个时期,在少尿期最易出现高钾血症。

2.心电图

是否出现房室传导阻滞、室性心动过缓等心律失常。

(五)常用药效果的评估

1.应用利尿剂评估要点

准确记录患者 24 小时尿量,观察脱水及水肿消退的情况,大量利尿剂可引起水、电解质平衡紊乱,产生低钠、低氯和低钾血症。

2.应用碳酸氢钠溶液评估要点

短时期内大量静脉输注可致严重碱中毒、低钾血症、低钙血症。用药期间观察患者是否出现心律失常、抽搐、肌肉痉挛、疼痛、异常疲倦等情况。

八、主要护理诊断/问题

(1)体液过多:与肾小球滤过率降低、摄入过多有关。

(2)营养失调:低于机体需要量,与患者食欲下降、蛋白质摄入限制、原发疾病以及透析的影响有关。

(3)潜在并发症:高钾血症、代谢性酸中毒、急性肺水肿、出血。

(4)有感染的危险:与机体抵抗力降低、外伤以及侵入性操作有关。

九、护理措施

(一)休息与活动

指导患者绝对卧床休息,保持安静,以减轻肾脏的负担,也可减少代谢产物生成。适当抬高患者水肿的肢体,可减轻局部水肿。

(二)饮食护理

1.少尿期

原则上应是低钾、低钠、高热量、高维生素及适量的蛋白质饮食。胃肠道反应轻,无高分解代谢者,可给予优质低蛋白,每天摄入蛋白质量宜在 0.5 g/kg 以下,并保证足够热量,要在 35 kcal/(kg·d) 以上,以减少负氧平衡;饮食耐受差,有恶心、呕吐、腹胀者,则采用静脉补给,每天至少给予葡萄糖 100 g 以上,以阻止发生酮症;若进食不足,可用全静脉营养疗法。严格记录 24 小时液体出入量,坚持"量出为入"的原则补充入液量。

2.恢复期

供给足够热量和维生素,逐渐增加蛋白质的摄入,保证组织修复的需要。

(三)心理护理

关心体贴患者,耐心倾听与解答患者的各种疑问,帮助树立战胜疾病的信心。

（四）病情观察

（1）动态监测患者生命体征变化，危重患者应安置床旁心电监护，详细观察并倾听患者的表现及诉说，及早发现有无心力衰竭、呼吸衰竭、肺水肿及消化道出血的发生。

（2）遵医嘱记录每天液体出入量，尤其是尿量的变化，及时为医师的治疗提供有效数据。

（3）遵医嘱监测血清电解质的变化，观察有无高血钾、低血钙的征象，以便及时处理。

（4）观察利尿剂、扩血管药、抗感染药物的使用效果及不良反应。

（五）预防感染

（1）监测感染征象：体温升高、寒战、乏力、咳嗽、咳痰、尿路刺激征等。

（2）病室通风，空气消毒，避免上呼吸道感染。

（3）严格执行无菌操作（透析或留置尿管），避免感染。

（4）卧床患者定时翻身拍背，保持皮肤、口腔清洁，防止压疮和肺部感染。

（5）感染时应遵医嘱合理使用对肾脏毒性低的药物。

（六）用药护理

应严格按医嘱用药，并注意观察常用药的毒副作用，发现问题及时处理，控制输液速度等。

（七）健康教育

（1）预防急性肾衰竭的再发生，避免使用肾毒性药物；避免导致肾血流灌注不足的原因（脱水、休克、失血）。积极预防各类感染及食物中毒，避免工业毒物的接触。

（2）少尿期严格限期水、钠、钾的摄入，合理饮食，保证机体代谢需要。

（3）注意个人卫生，避免受凉，注意保暖，充分休息。适当锻炼，增强体质。恢复期应尽量避免妊娠、手术、外伤等可能导致肾功能受损的因素。

（4）加强患者的自我监测及管理意识，学会自测体重、每天尿量，教会患者识别左心衰、高钾血症及代谢性酸中毒的症状，如有异常及时就医；定期复查，监测肾功能、电解质等。

（5）教会患者自我调节情绪，保持愉快的心情，遇到病情变化时及时积极的应对。

十、护理效果评估

(1)维持患者正常液体量,皮下水肿消退,尿量增加。

(2)患者营养状况得到改善或维持。

(3)患者情绪稳定,配合治疗及护理。

(4)患者未发生相关并发症,或并发症发生后能得到及时治疗与处理。

(5)患者的抵抗力有所提高,未发生感染并发症。

第六节 慢性肾衰竭

一、概念

慢性肾衰竭(chronic renal failure,CRF),是发生在各种慢性肾脏疾病(包括原发性和继发性)的基础上,缓慢出现肾功能进行性减退,最终以代谢产物潴留,水、电解质和酸碱平衡紊乱为主要表现的一组临床综合征。根据肾功能损害程度可分为4期(表6-1)。

表 6-1 慢性肾衰竭分期

分期	肾储备能力下降期	氮质血症期	肾衰竭期	尿毒症期
肾小球滤过率(占正常的%)	50%～80%	25%～50%	10%～25%	10%以下
内生肌酐清除率(mL/min)	80～50	50～25	25～10	<10
血肌酐(μmol/L)	正常	高于正常,<450	450～707	>707
临床症状	无症状	肾衰竭早期,通常无明显症状,可有轻度贫血、多尿和夜尿	贫血较明显,夜尿增多,水、电解质紊乱,并可有轻度胃肠道、心血管和中枢神经系统症状	肾衰竭晚期,肾衰竭的临床表现和血生化异常十分显著

二、病理生理

慢性肾衰竭进行性恶化与肾小球高滤过、矫正失衡、肾小管高代谢、脂质代谢紊乱等有关。尿毒症各种症状的发生与水、电解质、酸碱平衡失调、尿毒症毒素、肾的内分泌功能障碍等有关。

三、病因与诱因

(一)病因

凡能造成肾实质渐进性破坏的疾病,均可引起慢性肾衰竭。常见的病因包括:原发性和继发性肾小球疾病、梗阻性肾病、慢性间质性肾炎、肾血管疾病、先天性和遗传性肾病等。我国常见的病因依次为肾小球肾炎、糖尿病肾病、高血压肾病、多囊肾、梗阻性肾病等。

(二)诱因与加重因素

感染、高血压、血容量改变、肾毒性药物、尿路梗阻等,可加重肾损害。

四、临床表现

(一)水、电解质、酸碱平衡失调

可表现为水肿或脱水、高钠或低钠血症、高钾或低钾血症、低钙高磷血症、代谢性酸中毒等。

(二)糖、脂肪、蛋白质代谢障碍

可出现糖耐量降低、高脂血症、蛋白质营养不良等。

(三)全身各系统症状体征

1.消化系统

最早出现症状,早期为食欲缺乏、恶心、呕吐、腹胀、腹泻,晚期患者出现口腔有尿臭味,常伴有口腔炎、黏膜糜烂、溃疡;严重者出现消化道黏膜糜烂、溃疡,甚至消化道出血。

2.心血管系统

表现为高血压、心力衰竭(常见死亡原因)、尿毒症性心包炎、动脉粥样硬化等。

3.呼吸系统

循环负荷过重可发生肺水肿,酸中毒可出现深大呼吸,代谢产物潴留可引起尿毒症性胸膜炎或胸腔积液。

4.血液系统

表现为贫血、出血倾向、白细胞异常而易发生感染。

5.神经肌肉系统

中枢神经系统异常早期表现为乏力、失眠、注意力不集中等,后期可出现性格改变、记忆力下降、嗜睡、谵妄、幻觉、昏迷等。周围神经病变表现为肢体麻木、疼痛等。晚期还可出现肌肉震颤、肌无力和肌肉萎缩等。

6.皮肤症状

皮肤症状以皮肤瘙痒最常见,皮肤出现干燥脱屑,还因贫血、尿色素沉着及面部水肿而形成特殊的尿毒症面容。

7.肾性骨营养不良症

表现为纤维性骨炎、肾性骨软化症、骨质疏松症和肾性骨硬化症,早期通过骨活检可作出诊断。

8.内分泌失调

可出现多种内分泌功能紊乱。

五、辅助检查

(1)血液检查:可见不同程度贫血;血肌酐及血尿素氮水平增高;内生肌酐清除率降低;血钾和血钠增高或降低、血钙降低、血磷增高,代谢性酸中毒等。

(2)尿液检查:可见红细胞、白细胞、颗粒管型和蜡样管型。

(3)影像学检查:双肾明显缩小。

六、治疗

(一)治疗原则

治疗基础疾病和加重肾衰竭的因素。纠正水、电解质紊乱、控制并发症。

(二)药物治疗

1.必需氨基酸

可补充机体对必需氨基酸的需求,防止负氮平衡。

2.降压药

可控制高血压和肾小球内高压,首选血管紧张素转化酶抑制剂或血管紧张素Ⅱ受体拮抗剂,常用贝那普利、依那普利等。

3.重组促红细胞生成素

可促进干细胞造血,纠正贫血。每次 2 000~4 000 U,每周 2~3 次,皮下注射,同时补充铁剂和叶酸。

4.骨化三醇

可促进小肠对钙的吸收,并调节骨质的矿化,防止肾衰竭所导致的继发性甲

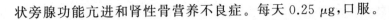

状旁腺功能亢进和肾性骨营养不良症。每天 0.25 μg,口服。

七、护理评估

(一)一般评估

1.生命体征

合并感染者体温可升高;高钾血症可出现心率减慢、心律失常;代谢性酸中毒时会出现深大呼吸;大部分患者有高血压。

2.患者主诉

患者主诉包括全身各系统的异常表现,尤其注意有无消化道出血、心衰、中枢神经系统的异常表现等,注意有无电解质、酸碱失衡的表现。

3.相关记录

体重、体位、饮食、皮肤、液体出入量等记录结果。

(二)身体评估

1.视诊

有无贫血貌;有无水肿或脱水,有无腹水征;皮肤是否完整,有无尿素霜沉积,有无出血征象等。

2.触诊

皮肤有无水肿及其程度,是否有腹水征象。

3.叩诊

肾区有无叩击痛、压痛,膀胱内有无尿液潴留;腹部有无移动性杂音;心界有无扩大。

4.听诊

两肺有无湿啰音和哮鸣音;有无胸腔积液、心包积液;有无心律失常等。

(三)心理-社会评估

观察了解患者及其家属的心理变化,评估患者的社会支持情况,包括家庭经济状况、家庭成员对该病的认识及态度、患者的工作单位所能提供的支持等。

(四)辅助检查结果评估

了解实验室血、尿检查结果,及时判断患者肾功能损害程度、电解质紊乱情况、酸碱平衡紊乱情况;心电图检查可帮助对高钾血症的判断。

(五)治疗常用药效果的评估

1.必需氨基酸

静脉输入必需氨基酸时禁止加入其他药物,以免引起不良反应;防止药液外渗,注意输液速度,如出现恶心、呕吐应减慢滴速。

2.监测肾功能和营养状况

定期监测患者的体重变化、血尿素氮、血肌酐、血清蛋白和血红蛋白水平等,以了解其营养状况。

3.降压药

(1)口服用药者:了解患者用药的依从性及降压效果。

(2)静脉用药者:应密切观察血压变化,根据血压调整速度,并防止药液外渗。

4.重组促红细胞生成素

(1)观察注射部位,每次注射应更换部位。

(2)注意血压的变化,有无血压升高、头痛、流感样症状、癫痫等不良反应。

(3)定期检查外周血常规,了解贫血的改善情况。

5.骨化三醇

服药期间密切监测血磷、血钙,防止钙磷乘积>70。

八、主要护理诊断/问题

(1)营养失调:低于机体需要量,与长期限制蛋白质摄入、消化吸收功能紊乱等因素有关。

(2)潜在并发症:水、电解质、酸碱平衡失调。

(3)有皮肤完整性受损的危险:与皮肤水肿、瘙痒、凝血机制异常、机体抵抗力下降有关。

(4)活动无耐力:与心血管并发症、贫血、水、电解质和酸碱平衡紊乱有关。

(5)有感染的危险:与机体免疫功能低下、白细胞功能异常、透析等有关。

(6)绝望:与预知疾病预后不良、生活与工作状态变化及长期的经济负担有关。

九、护理措施

(一)休息与活动

卧床休息,可抬高水肿的下肢,改变体位时,动作要缓慢,以免跌倒摔伤。避免重体力劳动,活动量视病情而定。

(二)饮食护理

(1)给予优质低蛋白、低磷饮食,每天蛋白质的摄入量应根据患者的肾小球滤过率来调整。内生肌酐清除率(creatinine clearance,Ccr)＞20 mL/min 者可给予 40 g/d 或 0.7 g/(kg·d)的优质蛋白;Ccr 为 10～20 mL/min 者为 35 g/d 或 0.6 g/(kg·d);Ccr 为 5～10 mL/min 者为 25/d 或 0.4 g/(kg·d);Ccr ＜5 mL/min者,每天摄入量不应超过 20 g 或 0.3 g/(kg·d),此时需经静脉补充必需氨基酸。

(2)保证足够的热量,每天不少于 126 kJ/kg(30 kcal/kg),主要由碳水化合物和脂肪供给,可增加患者糖和植物油的摄入。同时注意供给富含维生素 C 和 B 族维生素的食物。

(3)水肿、高血压、心衰者应限制水钠摄入,给予低盐饮食(3 g/d),水的摄入根据 24 小时尿量,量出为入。

(4)注意口腔清洁,经常给予温水或生理盐水漱口,去除口腔异味;根据患者的喜好变换食谱,促进食欲,少量多餐。

(三)皮肤护理

穿着干净、宽松的棉质衣裤,保护好水肿部位的皮肤,避免受压和损伤。皮肤瘙痒时,可用温水抹洗后涂上润肤剂,切勿用力搔抓。对维持性透析的患者要做好皮肤伤口或动静脉内瘘的观察护理,防止出血和感染。

(四)用药护理

遵医嘱用降压药,止吐药,纠正电解质紊乱、维持酸碱平衡等药物,注意观察药物的疗效和不良反应,发现问题及时报告医师配合处理。

(五)心理护理

与患者、家属建立有效的沟通,多关心体贴患者,尽可能减少各种负性影响,多介绍治疗成功的病例,树立其战胜疾病的信心。

(六)健康教育

1.饮食指导

严格遵从饮食治疗原则,强调合理饮食对慢性肾衰竭治疗的重要性,合理饮食,尤其是蛋白质的合理摄入和水、钠限制。

2.活动和体育锻炼

根据病情和活动耐受力,指导患者进行适当活动,以增强机体抵抗力,但应避免劳累。注意个人卫生,避免到人群密集的公共场所。做好防寒保暖,防止各种感染和避免接触各种加重本病的因素。

3.保护透析通路

保持透析导管创口的清洁干燥,防止感染;注意导管的固定,防止脱落、出血;有动静脉瘘管者,防止局部受压、损伤,以免发生瘘管堵塞、出血等。

4.用药指导

遵医嘱用药,勿擅自停药或改药,避免使用肾毒性较大的药物,如氨基酸糖苷类抗生素等。

5.病情观察

准确记录每天的尿量、血压及体重,观察皮肤水肿消长情况,定期复查肾功能、血清电解质等。

6.及时就诊的指标

如出现体重迅速增加＞2 kg、水肿、血压显著增高、胸闷、气促加剧、嗜睡、意识障碍、发热、咳嗽、咳痰、黑便等情况,应及时就诊。

十、护理效果评估

(1)患者身体营养状况有所改善,抵抗能力增强。

(2)患者情绪稳定,积极面对治疗、生活及工作。

(3)患者能保证自主活动能力,自身能进行生活照料。

(4)患者达到平衡状态,无水肿、高血压及心力衰竭发生。

(5)患者不经常发生感染或能够及时控制感染。

(6)患者水肿程度减退,皮肤完整。

第七章 妇科护理

第一节 月经失调

月经失调为妇科常见病,是由神经内分泌调节紊乱引起的异常子宫出血,而全身及内外生殖器官无器质性病变存在。其往往由于精神紧张、过度劳累、环境和气候的改变、营养缺乏、代谢紊乱等诱因,通过大脑皮层的神经介质干扰下丘脑-垂体-卵巢轴的调节和制约机制,以致卵巢功能失调,性激素分泌失常,子宫内膜失去周期性改变,出现一系列月经紊乱的表现。

一、功能失调性子宫出血

功能失调性子宫出血(简称功血)主要表现为反复的不正常的子宫出血,为妇科的常见病。它是由调节生殖的神经内分泌机制紊乱引起的,而不是全身及内外生殖器官有器质性病变。功血可发生于月经初潮至绝经期的任何年龄,50％的患者发生于绝经前期,30％发生于育龄期,20％发生于青春期。其常表现为月经周期长短不一、经期延长、经量过多甚至不规则阴道流血。功血可分为排卵性和无排卵性两类。

(一)常见病因

体内外任何因素都可影响下丘脑-垂体-卵巢轴的调节功能,常见的因素有精神紧张、恐惧、气候和环境骤变、过度劳累、营养不良及全身性疾病。这些因素使卵巢功能失调、性激素分泌失常,致使子宫内膜失去正常的周期性变化,出现一系列月经紊乱的现象。

在整个月经周期中,上述任何干扰因素阻碍下丘脑对垂体 GnRH 的控制,使得在月经中期不能形成 FSH 与 LH 的峰状分泌,致使卵巢不能排卵,出现无排卵性功血。有时虽有排卵,但早期的 FSH 水平不高,卵泡发育延迟。致使黄体期的 LH 水平相对不足,出现黄体功能不足的有排卵性功血;也有 FSH 水平正常,但 LH 水平相对不足或持久分泌,出现内膜脱落不全的有排卵性功血。

(二)临床分类及表现

1.无排卵性功血

约有 85% 的功血是无排卵性功血。多见于青春期与更年期,由于下丘脑-垂体-卵巢轴尚未发育成熟或衰退,卵巢虽能分泌雌激素,卵泡亦发育,但因不能形成正常月经周期时的 FSH 和 LH 高峰,使卵泡不能继续发育成熟,没有排卵,卵巢不能分泌孕激素,没有黄体形成,以致月经紊乱。

无排卵性功血主要表现为月经周期或经期长短不一,出血量异常。有时先有数周或数月停经,然后有大量阴道流血,持续 2~3 周或更长时间,不易自止;也有长时间少量出血,但淋漓不净者。经期无下腹痛,常伴有贫血,妇科检查异常。

2.有排卵性功血

有排卵性功血较无排卵性功血少见,多见于生育期,患者有排卵功能,但黄体功能异常。常见的有排卵性功血有两种类型:一种是黄体功能不足,因为黄体期孕激素分泌不足,或黄体过早衰退,使子宫内膜分泌反应不良;另一种是子宫内膜不规则脱落,虽然黄体发育良好,但萎缩过程延长,使子宫内膜脱落不全。

有排卵性功血一般表现为月经周期正常或缩短,但经期延长。黄体功能不足时,月经周期可缩短至 3 周,且经期前点滴出血。子宫内膜不规则脱落时,月经周期正常,但经期延长达 9~10 天,且出血量较多。

(三)治疗

1.无排卵性功血

青春期患者以止血、调整月经周期、促进排卵为主;更年期患者以止血和调整月经周期为主。

2.有排卵性功血

有排卵性功血以调整黄体功能为主。

(1)药物止血:①孕激素内膜脱落法,即药物刮宫法,适用于有一定雌激素水平而孕激素不足的情况。给足量的孕激素,常用孕酮 10~20 mg,每天肌内注射,连续用 5 天,用药后使增生过长的子宫内膜转化为分泌期的子宫内膜,停药后内膜脱落出现撤药性出血。因撤药性出血时,出血量很多,故只适用于血红蛋白大于 60 g/L 的患者。②雌激素内膜生长法适用于无排卵性的青春期或未婚者的功血,大剂量雌激素能快速升高体内雌激素水平,使子宫内膜生长,达到短期内修复创面、止血的目的。③雄激素适用于更年期的功血,有拮抗雌激素的作用,能增强子宫平滑肌及子宫血管的张力,减轻盆腔充血,从而减少出血量。因雄激素不能立即改变子宫膜脱落的过程,也不能迅速修复内膜,故单独应用效果不佳。

(2)诊断性刮宫:更年期功血的患者在用激素治疗前宜常规行诊刮术,以排除宫腔内器质性病变。刮出的子宫内膜送病理检查,可协助明确诊断和指导用药,但不适用于未婚者。

(3)调整月经周期:使用性激素人为地控制出血量,并形成有规律的月经周期,是治疗功血的一项过渡性措施。一方面,其目的为暂时抑制患者自身的下丘脑-垂体-卵巢轴,借以恢复正常月经的内分泌调节;另一方面,其直接作用于生殖器官,使子宫内膜发生周期性变化,能按预期时间脱落且出血量不多。在调整阶段,患者能摆脱因大出血带来的精神上的忧虑或恐惧,同时有机会改善患者的机体状况。一般连续用药 3 个周期,常用的调整月经周期的方法有以下几种。①雌、孕激素序贯法(人工周期):模拟自然月经周期中卵巢的内分泌变化,使子宫内膜发生相应变化,引起周期性脱落。本方法适用于青春期功血的患者,一般连续使用一个周期后,即能自发排卵。②雌、孕激素合并应用:雌激素使子宫内膜再生修复,孕激素可限制雌激素引起的内膜增生过长。本方法适用于育龄期(计划生育者)与更年期功血的患者。③孕、雄激素合并法:适用于更年期功血的患者。

(4)促进排卵:①氯底酚胺:通过抑制内源性雌激素对下丘脑的负反馈,诱导促性腺激素释放激素的释放而诱发排卵。此药有较高的促排卵作用,适用于体内有一定雌激素水平的患者。一般连续用药 3~4 个周期。不宜长期连续用药,以避免对垂体产生过度刺激,导致卵巢过度刺激综合征,或多发排卵引起多胎妊娠。②人绒毛膜促性腺激素(HCG):具有类似 LH 的作用而诱发排卵,适用于体内有一定水平 FSH,并有中等水平雌激素的患者。用 B 型超声波监测卵泡发育到接近成熟时,或于月经周期第 9~10 天,肌内注射 HCG 1 000 U,次日 2 000 U,第 3 天 5 000 U,可引起排卵。③雌激素:适用于月经稀少,且雌激素水平低下的患者,以小剂量雌激素做周期疗法,于月经第 6 天起,每晚口服己烯雌酚 0.125~0.25 mg,连续 20 天为一个周期,连续使用 3~6 个周期。

(5)有排卵性功血的治疗：黄体功能不足。①促进卵泡发育：针对发生的原因，调整性腺轴功能，促使卵泡发育和排卵，以利形成正常的黄体，首选氯底酚胺，适用于黄体功能不足的卵泡期过长的患者。②黄体功能刺激疗法：常用HCG 促进和支持黄体功能，于基础体温上升后开始，HCG 2 000～3 000 U 隔天肌内注射，共注射 5 次。③黄体功能替代疗法：于排卵后开始用孕酮 10 mg，每天肌内注射 1 次，共 10～14 天，以补充黄体分泌的孕酮不足，用药后月经周期正常，出血量减少。

(6)子宫内膜不规则脱落。①孕激素：调节下丘脑-垂体-卵巢轴的反馈功能，使黄体及时萎缩，内膜较完整脱落。于下次月经前第 8 天起，每天肌内注射孕酮20 mg，或醋酸甲羟孕酮 10～12 mg，共 5 天。②HCG：HCG 有促进黄体功能的作用，用法同黄体功能不全。

(四)护理

1.护理目标

(1)向患者传授有关本病的医学知识和健康教育后，患者摆脱精神困扰，愿意参与治疗。

(2)经过积极的治疗，并保证营养的摄入，避免发生体液不足的现象。

(3)加强会阴护理，教会患者自我清洁卫生的技能，避免发生生殖道感染。

2.护理措施

(1)针对不同年龄的患者，讲解其发病的机制，国内外对此病的最新研究信息，正规治疗的整体方案，疗程的时间，写出书面的用药方法及时间表。尤其强调擅自停药或不正规用药的不良反应。

(2)对于主动限制摄入量、正在减肥的患者，让其明白短期性激素治疗不同于长期，肾上腺皮质激素治疗不会引起发胖，以及接受正规治疗与健康的辩证关系。并纠正有些人因偏食习惯而造成的营养不良，让其懂得长期营养不良是诱发本病的因素之一。

(3)针对角色转变障碍的患者，让其懂得住院能得到最快最好的治疗，因而能最有效地治愈功血，才能早日恢复健康。说服患者和家属主动寻找能帮助患者照顾家务的社会支持系统人员(亲朋好友、街坊邻居、领导同事、子女的教师等)。

(4)针对害怕误诊的患者，详细了解其发病经过及症状，让其阅读实验室报告，讲解报告的临床意义，并帮助其排除恶变的症状，甚至可将有关书籍借给其仔细阅读理解，或请主治医师再次与患者讲解病情及诊断依据。

(5)记录出血量，嘱患者保留卫生巾、尿垫及内裤等，以便于准确估计失血量,为及时补充体液和血液提供依据。对严重出血的患者,需按时观察血压、脉搏、呼吸、尿量,并督促其卧床休息和不单独起床,以防发生晕倒受伤。例如,给予静脉输液时,做好配血、输血的准备;发生出血性休克时,积极配合医师抗休克治疗。

(6)正确给药,严格执行性激素给药的护理措施:①重点交班,治疗盘置醒目标记。②按量按时给药,不得随意停药或漏药,让患者懂得维持血液内药物浓度的恒定可避免造成意外的阴道出血。③必须按规定在血止后开始减量,每3天减去原剂量的1/3量。④让患者懂得药物维持量是以停药后3~5天发生撤药性出血的时间和上一次月经时间为参考依据而制定的,要坚持服完维持量。⑤告之患者及家属,若治疗期间有不规则阴道出血,应及时汇报值班护士或医师,必须立即做出处理。

(7)预防感染,做好会阴护理,并教会患者使用消毒的卫生巾或会阴垫,保持内裤和床单的清洁,每晚用PP液(1:5 000高锰酸钾)清洁外阴,以防逆行感染。观察与生殖器感染有关的体征,如宫体压痛,卫生巾、外阴有臭味,以及体温、脉搏、呼吸、白细胞计数和分类的报告,一旦有感染症状,及时与医师联系,加用抗生素治疗。

(8)补充营养,成人体内大约每100 mL血液含铁50 mg,因此每天应从食物中吸收0.7~2.0 mg铁,功血患者更应增加铁剂的摄入量。根据患者喜爱的食品,推荐富含铁剂的食谱,如青春期患者可多食猪肝、禽蛋类食品,更年期患者则可多食鱼虾、新鲜水果和蔬菜类等低胆固醇高铁剂的食品。若每天从下列任一食品中吸收0.7~2.0 mg铁,则分别需要以下食品的量为牛奶700~2 000 g,瘦猪肉29~83 g,猪肝3~8 g,鸭蛋22~63 g,带鱼63~182 g,鲤鱼44~125 g,苋菜15~42 g,黄豆6~18 g,榨菜10~30 g,同时再注意添加大量的维生素,补充锌剂,以促进患者尽可能地在短期内纠正贫血。

二、闭经

月经停止6个月以上称闭经,是妇科疾病的一种常见症状,而不是疾病,通常把闭经分为原发性和继发性两类。前者是指女性年满18岁或第二性发育成熟2年以上,仍无月经来潮;后者是指曾有规律的月经周期,后因某种病理性原因而月经停止6个月以上。根据发生的原因,闭经又可分为生理性和病理性两类,凡青春期前、妊娠期、哺乳期和绝经期后的停经,均属生理性闭经;下丘脑-垂体-卵巢性腺和靶器官子宫,任何一个环节发生问题导致的闭经为病理性闭经。

(一)病因

正常月经周期的建立与维持依赖于下丘脑-垂体-卵巢轴的神经内分泌调节和靶器官子宫内膜对卵巢性激素的周期性反应,其中任何一个环节的功能失调都会导致月经紊乱,严重时发生闭经。根据闭经的常见原因与病变部位,闭经可分为:影响下丘脑合成和分泌 GnRH 及生长激素,进而抑制促性腺激素、性腺功能下降所致的原发性或继发性闭经;下丘脑的生乳素抑制因子或多巴胺减少,GnRH 分泌不足所致的闭经溢乳综合征;下丘脑-垂体-卵巢轴的功能紊乱,LH/FSH比率偏高,卵巢产生的雄激素太多,而雌激素相对较少所致的无排卵性多囊卵巢综合征的闭经;剧烈运动后 GnRH 分泌减少,运动员的肌肉/脂肪比率增加或总体脂肪减少使月经异常,进而导致闭经;甲状腺功能减退,肾上腺皮质功能亢进,肾上腺皮质肿瘤等其他内分泌功能异常所致的闭经。

(二)闭经的分类

1.子宫性闭经

子宫性闭经的原因在子宫,即月经调节功能正常,卵巢亦正常,但子宫内膜对卵巢性激素不能产生正常的反应,也称子宫性闭经,是因子宫发育不全或缺如,子宫内膜炎,子宫内膜损伤或粘连,子宫切除后或宫腔内放疗后等所致的闭经。

2.卵巢性闭经

此类闭经的原因在卵巢,因卵巢发育异常,或卵巢功能异常使卵巢的性激素水平低下,不能作用于子宫内膜发生周期性变化所致的闭经,如先天性卵巢未发育或仅呈条索状无功能的实体,卵巢功能早衰,卵巢切除后或放疗后组织破坏和卵巢功能性肿瘤等所致的闭经。

3.垂体性闭经

其病变主要在垂体,垂体前叶器质性病变或功能失调都会影响促性腺激素的分泌,继而导致卵巢性闭经,如垂体梗死的希恩综合征、原发性垂体促性腺功能低下和垂体肿瘤等所致的闭经。

4.下丘脑性闭经

下丘脑性闭经是最常见的一类闭经,因中枢神经系统-下丘脑功能失调而影响垂体,继而引起卵巢性闭经,如环境骤变、精神创伤等外界不良的精神或神经刺激因素,作用于下丘脑-垂体-卵巢轴,影响卵泡成熟导致闭经,神经性厌食和长期消耗性疾病导致严重营养不良。

(三)临床表现

虽然闭经患者常无不适症状,但精神压力较大,生殖器发育不良的青春期女性,忧虑今后不能成婚,或有不能生育的自卑感;已婚育的妇女因发病而致的性欲下降影响正常的性生活,害怕破坏夫妻感情而感到内疚;大多数患者都因病程较长或反复治疗效果不佳,甚至得不到亲人的理解而感到悲哀、沮丧,因而对治疗失去信心。严重的患者,食欲、睡眠等可受到影响,诸多的不良心情反而加重了病情。

(四)护理

1.护理措施

(1)建立护患关系:表现出医护人员应有的同情心,取得患者的信赖,鼓励患者逐渐表露心声,如对治疗的看法,对自我的评价,对生活的期望,面临的困难等。

(2)查找外界因素:引导患者回忆发病前不良因素的刺激,指导患者调整工作、生活节奏,建立患者认可的锻炼计划,增强适应环境改变的体质,学会自我排泄心理抑郁和协调人际关系的方法。

(3)讲解医学知识:耐心讲述闭经发病原因的复杂性,诊断步骤的科学性,实施检查的阶段性,才能取得准确的检查效果,对查明病因是有利的。对有接受能力的患者,可用简图表示下丘脑-垂体-卵巢性腺轴产生月经的原理,用示意图说明诊断步骤、诊断意义和实验所需的时间,使患者理解诊治的全过程,能耐心地按时、按需接受有关的检查。

(4)指导合理用药:患者领到药后,向其说明每种药物的作用、服法、可能出现的不良反应等,并具体写清服药的时间、剂量和起始日期,最后评价患者的掌握程度,直到患者完全明白为止。

(5)关注全身健康状况:积极治疗慢性病。

2.用药及注意事项

(1)小剂量雌激素周期治疗:促进垂体功能,分泌黄体生成素,使雌激素升高,促进排卵。

(2)雌、孕激素序贯疗法:抑制下丘脑-垂体轴的作用,停药后可能恢复月经并出现排卵。

(3)雌、孕激素合并治疗:抑制垂体分泌促性腺激素,停药后出现反跳作用,使月经恢复及排卵。

(4)诱发排卵:卵巢功能未衰竭,又希望生育的患者,可根据临床情况选用促排卵的药物。

(5)溴隐亭的应用:适用于溢乳闭经综合征,其作用是抑制促催乳激素以减少催乳激素。

3.健康指导

(1)让患者懂得闭经的发生、治疗效果与本人的精神状态有较密切的关系,逐渐克服自卑感,最终能战胜自我、重塑自我。

(2)让患者家属理解闭经治疗的复杂性和患者的心情变化,学会更细微地体贴关心患者。

(3)让患者懂得营养不良与闭经的关系,放弃不合理的饮食,配合诊治方案。

三、更年期综合征

更年期是女性从性成熟期逐渐进入老年期的过渡阶段,包括绝经前期、绝经期和绝经后期。绝经是指月经完全停止一年以上。据统计,目前我国的平均绝经年龄,城市妇女为 49.5 岁,乡村妇女为 47.5 岁。约 1/3 的更年期妇女能以神经内分泌的自我调节适应新的生理状态,一般无特殊症状,2/3 的妇女会出现一系列性激素减少引起的自主神经功能失调和精神神经等症状,称为更年期综合征。

(一)临床表现

更年期综合征一般历时 2~5 年,甚者 10 余年。

1.月经紊乱及闭经

绝经前 70% 妇女出现月经紊乱,从月经周期缩短或延长,经量增多或减少,逐渐演变为周期延长,经量减少至闭经。少数人直接转为闭经。

2.血管舒缩症状

本病的常见血管舒缩症状为阵发性潮热、出汗、心悸、眩晕,是卵巢功能减退的信号,典型的表现为无诱因、不自主的、阵发性的潮热、出汗,起自胸部皮肤阵阵发红,继而涌向头颈部,伴烘热感,随之出汗。持续时间为几秒至数分钟不等,而后自行消退。

3.精神、神经症状

患者常表现为情绪不稳定,挑剔寻衅,抑郁多疑,注意力不集中,记忆力衰退,失眠,头痛等。少数人有精神病症状,不能自控,这种变化不能完全用雌激素水平下降来解释。

4.泌尿、生殖道的变化

外阴萎缩,阴道变短、干燥、弹性减弱、黏膜变薄,致性交疼痛,甚者见点状出血,易发生感染,出现白带黄色或带血丝,外阴烧灼样痛;宫颈萎缩变平,宫体缩小,盆底肌松弛;尿道缩短、黏膜变薄,尿道括约肌松弛,常有尿失禁;膀胱黏膜变薄,易反复发作膀胱炎;乳房萎缩、下垂。

5.心血管系统的变化

绝经后冠心病发生率增高,研究者多认为与雌激素下降致血胆固醇、低密度脂蛋白、甘油三酯上升,高密度脂蛋白下降有关,也有出现心悸、心前区疼痛,但无器质性病变,称为"假性心绞痛"。

6.骨质疏松

绝经后妇女骨质变为疏松,骨小梁减少,最后可引起骨骼压缩,体格变小,甚者导致骨折,常发生于桡骨远端、股骨颈、椎体等部位。骨质疏松与雌激素分泌减少有关,因为雌激素可促进甲状腺分泌降钙素,它是一种强有力的骨质吸收抑制剂,一旦雌激素水平下降,会导致骨质吸收增加。此外,甲状旁腺激素是刺激骨质吸收的主要激素,绝经后甲状旁腺功能亢进,或由于雌激素下降使骨骼对甲状旁腺激素的敏感性增强,也促使骨吸收加剧。

更年期综合征患者常因一系列不自主的血管舒缩症状和神经功能紊乱症状,而影响日常工作和生活,可用改良的库柏曼(Kupperman)的更年期综合征评分法评价其症状的程度。某些家庭、社会环境变化构成对围绝经期妇女心身的不良刺激,如丈夫工作变迁,自己工作负担加重或在竞争中力不从心,甚至下岗,自己容貌或健康的改变,家庭主要成员重病或遭遇天灾人祸等,这些都导致了患者情绪低落,抑郁多疑。少数患者曾有过精神状态不稳定史,在围绝经期更易激动、多虑、失眠等,甚至表现为喜怒无常,被周围的人们误认为精神病,更加重了患者的心理压力,因而也就更渴望得到理解和帮助。

(二)护理

1.护理目标

(1)患者能识别精神困扰的起因,学会自我调节不稳定情绪。

(2)患者能掌握性激素替代治疗的具体方法,并懂得寻求性保健咨询。

(3)患者能再树老有所乐的生活观。

2.护理措施

(1)自我调节:向患者介绍有关更年期综合征的医学常识,让患者了解这一生理过程,解除不必要的猜疑和烦恼。争取家庭成员和同事们的关心爱护,给患者创造一个良好的生活和工作环境。同患者商讨,调节有规律的生活和工作日程,保证充足的休息和睡眠。劝阻患者不要观看情节激动、刺激性强或忧伤的影视片。

(2)潮热的护理:记录发生潮热的情形,以找出引发潮热的因素,加以避免。尽量采用多件式纽扣的穿着方式,当发生潮热时可以脱下,即使没有隐蔽处也可解开纽扣散热,当感到冷时又能方便地再穿上。避免过于激动而引发潮热。少食调味重、辛辣食品和兴奋性食品,以免发生潮热。用电扇、空调、冷毛巾擦拭等方法,借以缓解潮热。

(3)指导用药:使患者懂得补充性激素的目的、用药后效果,以及可能出现少量阴道出血、乳房胀、恶心等症状,多能自行消失。一旦未见好转,立即到医院就诊,排除其他原因后,调整剂量以解除更年期综合征,用药症状消失后即可停药;为防治骨质疏松,则需长期用药。对长期用药的患者商讨定期随访的计划,并具体书写药名、服用剂量、服用次数和日期,确认患者能掌握用法。

(4)预防阴道干燥:维持性生活或手淫有助于加强阴道的血液循环,并可维持组织的伸缩性。也可使用水溶性的润滑剂,以润滑阴道壁,必要时亦可试用雌激素软膏。

(5)预防骨质疏松:鼓励患者参加适量的户外活动,如去环境安静、空气新鲜的场地散步和锻炼,使阳光直接照射皮肤;增加钙质食品(鱼虾、牛奶、深绿色和白色蔬菜、豆制品、坚果类等)食用,最好每天喝牛奶 500 mL 或服用保健钙。专家建议,围绝经期妇女每天从食品中摄取钙量应是 $800\sim1\,000$ mg,保健钙应在饭后 1 小时或睡前服用;对于饮用牛奶有腹胀、腹泻等不适的患者,可改饮酸奶;必要时服用降钙素,有助于防止骨质丢失和预防自主神经功能紊乱的症状。

3.用药及注意事项

(1)一般治疗:更年期综合征可因精神、神经不稳定而症状加剧,故应先进行心理治疗,甚者必要时选用适量的镇静剂以利睡眠,如夜晚口服阿普唑仑(佳静地西泮)1 mg 和调节自主神经功能的谷维素 $30\sim60$ mg。

(2)雌、孕激素替代治疗:适用于雌激素缺乏引起的老年性阴道炎、泌尿道感染、精神神经症状及骨质疏松的变化。治疗时以剂量个体化,取最小有效量为佳。

如大剂量单用雌激素 5 年,会增加子宫内膜癌的发病率。但小剂量雌激素配伍孕激素,则能降低子宫内膜癌的发生。有严重肝胆疾病,深静脉血栓性疾病和雌激素依赖性肿瘤的患者禁用。①常用雌激素制剂:尼尔雌醇每次 $1\sim2$ mg,

半月 1 次；或戊酸雌二醇每天 1～4 mg；或利维爱每天 1.25～2.5 mg；或炔雌醇每天 5～25 mg，以上药物均为口服给药。近年流行经皮给药，如皮肤贴剂，每天释放 E_2 0.05～0.1 mg，每周更换 1～2 次；或爱斯妥霜剂，每天涂腹部 2.5 mg；皮下埋植 E_2 胶丸 25～100 mg，半年 1 次。结合雌激素、戊酸雌二醇、己烯雌酚均可阴道给药。②配伍孕激素：有子宫的妇女必须配伍孕激素，以减少子宫内膜癌的发病危险，常用甲羟孕酮。服用尼尔雌醇时，每 3～6 个月加服甲羟孕酮 7～10 天，每天 6～10 mg。配伍方案有以下三种。a.周期序贯治疗：每月服雌激素 23～26 天，在第 11～14 天起加用孕激素，共 10～14 天，两者同时停药 1 周，再开始下 1 个周期的治疗。b.连续序贯治疗：每天连续服雌激素，每月周期性加用孕激素 14 天。c.连续联合治疗：每天同时服雌、孕激素，甲羟孕酮每天 2～2.5 mg。③单纯孕激素：有雌激素禁忌证的患者，可单独用孕激素。已证实，孕激素可缓解血管舒缩症状，延缓骨质丢失。如甲羟孕酮 150 mg 肌内注射，可减轻潮热出汗，能维持 2～3 个月。

4.健康指导

(1)向围绝经期妇女及其家属介绍，绝经是一个生理过程，绝经发生的原因及绝经前后身体将发生的变化，帮助患者消除绝经变化产生的恐惧心理，并对将发生的变化做好心理准备。

(2)介绍绝经前后减轻症状的方法及预防围绝经期综合征的措施。如适当地摄入钙质和维生素 D，可减少因雌素降低导致的骨质疏松；有规律地运动，如散步、骑自行车等可以促进血液循环，维持肌肉良好的张力，延缓老化的速度，还可以刺激骨细胞的活动，延缓骨质疏松症的发生；正确对待性生活等。

第二节　妊娠滋养细胞肿瘤

一、概念

妊娠滋养细胞肿瘤是滋养细胞的恶性病变，60％继发于葡萄胎，30％继发于流产，10％继发于足月妊娠或异位妊娠，包括侵蚀性葡萄胎、绒毛膜癌和胎盘部位滋养细胞肿瘤(后者临床罕见，本节不做叙述)。

二、发病机制

(一)侵蚀性葡萄胎

侵蚀性葡萄胎继发于葡萄胎妊娠,水泡状组织侵入子宫肌层,有绒毛结构,滋养细胞增生、异型。

(二)绒毛膜癌

绒毛膜癌可继发于葡萄胎妊娠,也可继发于非葡萄胎妊娠。细胞滋养细胞和合体滋养细胞高度增生,明显异型,不形成绒毛或水泡状结构,并广泛侵入子宫肌层造成出血坏死。肿瘤不含间质和自身血管,瘤细胞靠侵蚀母体血管而获取营养物质。

三、辅助检查

(一)绒毛膜促性腺激素(HCG)测定

血清 HCG 水平是妊娠滋养细胞肿瘤的主要诊断依据。

葡萄胎后滋养细胞肿瘤:HCG 测定 4 次高水平,呈平台状态($\pm 10\%$),并持续 3 周或更长时间;或者 HCG 测定 3 次上升($>10\%$),并至少持续 2 周或更长时间。

非葡萄胎后滋养细胞肿瘤:足月产、流产和异位妊娠后 HCG 多在 4 周左右转为阴性,若超过 4 周,血清 HCG 仍持续高水平,或一度下降后又上升。

(二)超声检查

超声检查是诊断子宫原发病灶最常用的方法。子宫可正常大小或增大,肌层内可见高回声团块,边界清但无包膜;或肌层有回声不均区域或团块,边界不清且无包膜;彩色多普勒超声主要显示丰富的血流信号和低阻力型血流频谱。

(三)X 线胸片

X 线胸片是诊断肺转移首选的检查方法。最初征象为肺纹理增粗,后发展为片状或小结节状阴影,典型表现为棉球状或团块状阴影。

(四)CT 和磁共振检查

CT 对发现肺部较小病灶和脑、肝等部位转移灶有较高的诊断价值,磁共振主要用于脑和盆腔病灶的诊断。

四、治疗

妊娠滋养细胞肿瘤采取以化疗为主,手术和放疗为辅的综合治疗手段。

五、护理评估

(一)健康史

采集个人及家属的既往史,包括滋养细胞疾病史、药物使用史及药物过敏史;葡萄胎第一次刮宫的资料;刮宫次数及刮宫后阴道流血量、性质、时间;子宫复旧情况;收集血、尿 HCG 随访资料,肺 X 线检查结果;询问生殖道、肺部、脑等转移的相应症状的主诉,是否接受过化疗及化疗的时间、药物、剂量、疗效及用药后机体的反应情况。

(二)生理状况

1.无转移滋养细胞肿瘤

无转移滋养细胞肿瘤大多数继发于葡萄胎妊娠,临床表现有以下几点。

(1)阴道流血。

(2)子宫复旧不全或不均匀性增大。

(3)卵巢黄素化囊肿。

(4)腹痛。

(5)假孕症状等。

2.转移性滋养细胞肿瘤

转移性滋养细胞肿瘤更多见于非葡萄胎妊娠或绒癌,肿瘤主要经血行播散,转移发生早而且广泛,转移致肝、脑者预后不良。

(1)最常见的转移部位是肺(80%),其次是阴道(30%)、盆腔(20%)、肝(10%)以及脑(10%)等。

(2)由于滋养细胞的生长特点之一是破坏血管,所以各转移部位症状的共同特点是局部出血。

(3)肺转移可无症状,典型表现为胸痛、咳嗽、咯血及呼吸困难。

(4)阴道转移灶常位于阴道前壁及穹隆,呈紫蓝色结节,破溃时引起不规则阴道流血,甚至大出血。

(5)肝转移病灶较小时可无症状,也可表现为右上腹部疼痛或肝区疼痛、黄疸等,若病灶穿破肝包膜,可出现腹腔内出血。

(6)脑转移表现为猝然跌倒、暂时性失语、失明、头痛、喷射样呕吐、抽搐、昏迷等。

(三)影响因素

(1)年龄大于等于 40 岁。

(2)前次妊娠性质。

(3)距前次妊娠时间(月)。

(4)治疗前血 HCG 值。

(5)最大肿瘤大小(包括子宫)。

(6)转移部位。

(7)转移病灶数目。

(8)前次失败化疗。

(四)心理、社会因素

(1)患者及家属担心安全及疾病的预后,对治疗缺乏信心。

(2)害怕化疗的毒副作用。

(3)患者手术后生育无望而感到绝望,对生活失去信心。

六、护理措施

(一)症状护理

1.阴道流血

严密观察、记录出血量,保持外阴清洁,以防感染。出血多时观察血压、脉搏、呼吸,及时做好手术准备。

2.腹痛

病灶穿破浆膜层、腹腔内出血、病灶感染、卵巢黄素化囊肿发生扭转或破裂都可出现急性腹痛,应立即通知医师,并做好手术准备。

3.阴道转移症状

(1)限制走动,密切观察阴道有无破溃出血,禁止做不必要的检查和窥阴器检查。

(2)准备好各种抢救物品(输血、输液用物、长纱条、止血药物、照明灯及氧气等)。

(3)如发生溃破大出血时,应立即通知医师并配合抢救。用长纱条填塞阴道压迫止血,填塞的纱条必须于 24～48 小时内取出,如患者出血未止,则再用无菌纱条重新填塞。同时给予输血、输液。按医嘱用抗生素。取出纱条未见继续出血者仍应严密观察阴道出血情况及生命体征。同时观察有无感染及休克。

4.肺转移症状

(1)卧床休息,减轻患者消耗,观察患者有无咳嗽、咯血、呼吸困难,有呼吸困难者给予半卧位并吸氧。

(2)治疗配合:按医嘱给予镇静药及化疗药物。

(3)大量咯血时有窒息、休克甚至死亡的危险,如发现应立即通知医师,同时给予头低侧卧位并保持呼吸道的通畅,轻击背部,排出积血,配合医师进行止血抗休克治疗。

5.脑转移症状

(1)严密观察生命体征及病情变化,记录出入量。

(2)治疗配合:按医嘱给予静脉补液用药,严格控制补液总量和补液速度。

(3)预防并发症:重视患者早期症状,采取必要的护理措施,预防跌倒、咬伤、吸入性肺炎、角膜炎、压疮等发生。

(4)检查配合:做好 HCG、腰穿、CT 等项目的检查配合。

(5)昏迷、偏瘫者按相应的护理常规实施护理。

(二)用药护理

低危患者首选单一药物化疗,高危患者首选联合化疗。目前常用的一线化疗药物有甲氨蝶呤(MTX)、氟尿嘧啶(5-FU)、放线菌素-D(Act-D)、环磷酰胺(CTX)、长春新碱(VCR)、依托泊苷(VP-16)等。单一药物化疗常用 MTX、5-FU、Act-D。联合化疗首选 EMA-CO 方案或氟尿嘧啶为主的联合化疗方案。

(三)手术护理

1.手术指征

手术主要用于控制大出血等各种并发症、切除耐药病灶、减少肿瘤负荷和缩短化疗疗程,在一些特定的情况下应用,主要用于辅助治疗。

2.手术方式

子宫切除术和肺叶切除术。

(四)心理护理

(1)向患者及家属讲解滋养细胞肿瘤的治疗、发展和转归,详细解释患者所担心的各种疑虑,减轻其心理压力,鼓励其增强信心,配合治疗。

(2)提供有关化学药物治疗及护理的信息,以减少患者的恐惧无助感。

(3)争取家属的支持与配合,家人的理解和帮助是患者迫切的需求。

(五)健康指导

(1)鼓励患者进食高营养、高蛋白、高维生素、易消化的饮食,纠正贫血,改善机体状况,以增强机体抵抗力。

(2)注意休息,避免疲劳及受凉,有转移病灶症状出现时应卧床休息,病情稳定后再适当活动。节制性生活,有阴道转移者严禁性生活。

(3)指导患者按时完成每个疗程的化疗。

(4)治疗结束后严密随访,第 1 次在出院后 3 个月,然后每 6 个月一次至 3 年,此后每年一次至 5 年,以后每两年一次。随访内容包括血 HCG 监测,了解月经是否规则,有无转移灶症状,做妇科检查,定期或必要时做盆腔 B 超、X 线胸片或 CT 检查。

(5)随访期间应严格避孕,避孕方法首选避孕套,也可选用口服避孕药,一般化疗停止 1 年后方可妊娠。

七、注意事项

(1)定期消毒病房及患者用物,严格控制探视,避免交叉感染。

(2)妊娠滋养细胞肿瘤高危患者联合化疗疗程多,毒副作用严重,且个体差异较大,要严密做好毒副作用监测,采取及时有效应对措施,同时也要鼓励患者及家属树立信心,积极战胜疾病。

(3)化疗是治疗妊娠滋养细胞肿瘤的有效手段,治疗过程中要避免因药物剂量不足,随意更改化疗方案,随意延迟化疗等导致的耐药病例的产生。

第三节　子宫内膜异位症

一、概念及发病率

子宫内膜组织(腺体和间质)出现在子宫体以外的任何部位时,称为子宫内膜异位症,简称内异症。子宫内膜异位症为良性病变,但具有类似恶性肿瘤的远处转移和种植生长能力。其多发生在育龄妇女,其中 76% 在 25～45 岁。

二、发病机制

其发病机制尚未完全阐明,是目前认为比较相关的有子宫内膜种植学说、体腔上皮化生学说等。

三、辅助检查

(1)影像学检查:B 型超声检查可提示内异症位置、大小和形态;盆腔 CT 和 MRI 对盆腔内异位症有诊断价值。

(2)腹腔镜检查和活组织检查:是目前国际公认的内异症诊断的最佳方法,只有在腹腔镜或剖腹探查直视下才能确定内异症临床分期。

(3)血清 CA125 值:中、重度内异症患者血清 CA125 值可能升高。

四、治疗

应根据患者年龄、症状、病变部位、范围以及对生育要求等加以选择,强调治疗个体化。症状轻或无症状的轻微病变可选择期待治疗;有生育要求的轻度患者经过全面评估判断后先给予药物治疗,重者行保留生育功能手术;年轻无生育要求的重症患者,可行保留卵巢功能手术,并辅以激素药物;症状及病变均严重的无生育要求者,考虑行根治性手术。腹腔镜手术是首选的手术方法,目前认为腹腔镜确诊、手术加药物为内异症的金标准治疗。

五、护理评估

(一)健康史

了解患者既往病史、药物过敏史;了解患者婚育史,是否有不孕或性交痛,是否有人流史及输卵管手术史;了解患者月经史,是否有痛经,痛经发生的时间、伴随症状、痛经时是否卧床休息或使用药物镇痛;了解是否有月经过多及经期延长,经期前后有无排便坠胀感;了解是否有周期性尿频;了解腹壁瘢痕或脐部是否会出现周期性局部肿块及疼痛。

(二)生理状况

1.症状

疼痛是内异症的主要症状,典型症状为继发性痛经、进行性加重。了解下腹疼痛的部位、性质、伴随症状、与经期的关系。

2.体征

卵巢异位囊肿较大时,妇科检查可触及与子宫粘连的肿块,破裂时可有腹膜刺激征。典型盆腔内膜异位症行双合诊检查时,可扪及触痛性结节,触痛明显。如阴道直肠受累,可在阴道后穹隆触及甚至看到突出的紫蓝色结节。

(三)高危因素

1.年龄

育龄期是内异症的高发年龄,这与内异症是激素依赖性疾病的特点相符合。

2.遗传因素

直系亲属中患有此病者的妇女发病率高,此病与基因遗传相关。

3.手术史

手术可造成医源性种植。

(四)心理、社会因素

了解患者对疾病的认知,是否有紧张、焦虑等表现;了解患者家庭关系;了解患者的经济水平等。

六、护理措施

(一)症状护理

1.疼痛护理

告知患者疼痛发生的原因,疼痛剧烈时可卧床休息,必要时可遵医嘱给予镇痛药物。

2.阴道流血的护理

出血明显大于既往月经量的患者,注意收集会阴垫,评估出血量。按医嘱给予止血药,必要时输血、补液、抗感染治疗;指导患者做好会阴部清洁,防止感染。

3.压迫症状的护理

当患者出现局部压迫致排尿排便不畅时,可给予导尿,以缓解尿潴留;指导患者进食富含纤维素的蔬菜,如芹菜,必要时使用缓泻剂软化粪便,缓解便秘症状。

(二)用药护理

1.口服避孕药物

口服避孕药物适用于轻度内异症患者,常用低剂量高效孕激素和炔雌醇复合制剂,用法为每天 1 片,连续用 6～9 个月。护士需观察药物疗效,观察患者有无恶心、呕吐等不良反应。

2.注射药物治疗

常使用 GnRH-a 类药物,用药频率为每 4 周注射一次,治疗时间为 3～6 个月。护士需观察药物疗效,观察有无潮热、阴道干涩、性欲降低等不良反应。

3.孕激素类药物

孕激素类药物常用为甲羟孕酮、甲地孕酮或炔诺酮,剂量为 30 mg/d,使用时护士需观察患者是否有恶心、轻度抑郁、水钠潴留、体重增加、不规则点滴出血等不良反应。停药数月后痛经可缓解,月经恢复。

(三)心理护理

(1)理解并尊重患者,耐心解答其提出的问题,缓解其压力。

(2)鼓励患者诉说内心的真实感受,讲解疾病知识,增强其治疗疾病的信心。

(3)协助其取得家人的理解和帮助,提供足够的支持系统。

(四)健康指导

(1)指导患者出院后 3 个月到门诊复查,了解术后康复情况。

(2)子宫内膜异位灶切除及全子宫切除患者禁止性生活 3 个月,禁止盆浴 3 个月,可淋浴。

(3)指导患者遵医嘱按时服药,定期做 B 超检查,检查子宫内膜异位症的治疗效果,如出现超过月经量的阴道出血、异常分泌物、下腹疼痛,及时到医院就诊。

(4)指导非手术治疗患者注意饮食卫生,多进食水果、干果,月经前后注意勿进食过热或过冷的食物。

七、注意事项

(1)子宫内膜异位症为良性病变,但具有类似恶性肿瘤的远处转移和种植生长能力。手术后容易复发,因此术后常常需配合药物治疗,药物治疗过程中如出现严重的绝经期症状,可酌情反向添加治疗,提高雌激素水平,降低相关血管症状和骨质疏松的发生,也可提高患者的顺应性。

(2)子宫内膜异位症患者不孕率高达 40%,应注意做好不孕相关的健康指导。

第四节 子 宫 肌 瘤

子宫肌瘤又称子宫平滑肌瘤,是女性生殖器官中最常见的一种良性肿瘤,主要由子宫平滑肌组织增生而成,其间还有少量的纤维结缔组织,多见于 30～50 岁女性。由于肌瘤生长速度慢,对机体影响不大。因此,子宫肌瘤临床报道的发病率远比真实的要低。

一、病因

子宫肌瘤的确切病因仍不清楚。本病好发于生育年龄女性,而且绝经后肌瘤停止生长,甚至萎缩、消失,发生子宫肌瘤的女性常伴发子宫内膜的增生。所以,绝大多数的人认为子宫肌瘤的发生与女性激素,特别是雌激素有关。雌激素可以使子宫内膜增生,使子宫肌纤维增生肥大,肌层变厚,子宫增大,而且肌瘤组织经过检验,其中雌激素受体和雌二醇的含量比正常子宫肌组织高。所以,目前认为子宫肌瘤与长期和大量的雌激素刺激有关。

二、病理

(一)巨检

肌瘤为实质性球形结节,表面光滑,与周围肌组织有明显界限,外无包膜,但是肌瘤周围的肌层受压可形成假包膜。肌瘤切开后,切面呈旋涡状结构,颜色和质地与肌瘤成分有关,若含平滑肌较多,则肌瘤质地较软,颜色略红;若纤维结缔组织多,则质地较硬、颜色发白。

(二)镜检

肌瘤由皱纹状排列的平滑肌纤维相互交叉组成,切面呈旋涡状,其间掺有不等量的纤维结缔组织。细胞大小均匀,呈卵圆形或杆状,核染色质较深。

三、分类

(一)按肌瘤生长部位分类

子宫体肌瘤(90%)与子宫颈肌瘤(10%)。

(二)按肌瘤生长方向与子宫肌壁的关系分类

1.肌壁间肌瘤

肌壁间肌瘤最多见,占总数的60%～70%。肌瘤全部位于肌层内,四周均被肌层包围。

2.浆膜下肌瘤

浆膜下肌瘤占总数的20%。肌瘤向子宫浆膜面生长,突起于子宫表面,外面仅有一层浆膜包裹。这种肌瘤还可以继续向浆膜面生长,仅留一细蒂与子宫相连,成为带蒂的浆膜下肌瘤,活动度大。蒂内有供应肌瘤生长的血管,若供血不足,肌瘤易变性、坏死;若发生蒂扭转,可出现急腹痛;若因扭转而造成断裂,肌瘤脱落至腹腔或盆腔,可形成游离性肌瘤;有些浆膜下肌瘤生长在宫体侧壁,突入阔韧带,形成阔韧带肌瘤。

3.黏膜下肌瘤

黏膜下肌瘤占总数的10%～15%。肌瘤向宫腔内生长,并突出于宫腔,仅由黏膜层覆盖,称黏膜下肌瘤。黏膜下肌瘤使宫腔变形、增大,易形成蒂,就好像宫腔内长了异物一样,可刺激子宫收缩,在宫缩的作用下,黏膜下肌瘤可被挤压出宫颈口外,或堵于宫颈口处,或脱垂于阴道。

各种类型的肌瘤可发生在同一子宫,称为多发性子宫肌瘤(图7-1)。

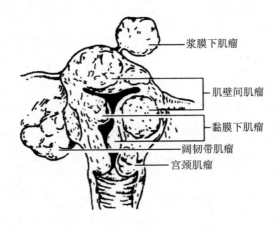

浆膜下肌瘤

肌壁间肌瘤

黏膜下肌瘤

阔韧带肌瘤

宫颈肌瘤

图 7-1　各型子宫肌瘤示意图

四、临床表现

(一)症状

多数患者无明显症状,只是偶尔在进行盆腔检查时发现。肌瘤临床表现的出现与肌瘤的部位、生长速度及是否发生变性有关,而与其数量及大小关系不大。

1.月经改变

月经改变为最常见的症状,主要表现为月经周期缩短,经期延长,经量过多,不规则阴道出血,其中以黏膜下肌瘤最常见,其次是肌壁间肌瘤。浆膜下肌瘤及小的肌壁间肌瘤对月经影响不明显。若肌瘤发生坏死、溃疡、感染,则可出现持续或不规则阴道流血或脓血性白带。

2.腹部包块

腹部包块常为患者就诊的主诉。当肌瘤增大超过妊娠3个月子宫大小时,可在下腹部扪及肿块,质硬,无压痛,清晨膀胱充盈将子宫推向上方时更加清楚。

3.白带增多

子宫肌瘤使宫腔面积增大,内膜腺体分泌增多,加之盆腔充血,所以患者白带增多。若为黏膜下肌瘤脱垂于阴道,则表面易感染、坏死,排出大量脓血性排液及腐肉样组织,伴臭味。

4.腰酸、腹痛、下腹坠胀

患者常感腰酸或下腹坠胀,经期加重,通常无腹痛,腹痛只在发生一些意外情况时才会出现。例如,浆膜下肌瘤蒂扭转时,可出现急性腹痛;妊娠期肌瘤发生红色变性时,可出现腹痛剧烈伴发热、恶心,黏膜下肌瘤被挤出宫腔时,可因宫缩引起痉挛性疼痛。

5.压迫症状

大的子宫肌瘤使子宫体积增大,可对周围的组织器官产生一定的压迫症状。例如,前壁肌瘤压迫膀胱可出现尿频、尿急;宫颈肌瘤可引起排尿困难、尿潴留;后壁肌瘤可压迫直肠引起便秘、里急后重;较大的阔韧带肌瘤压迫输尿管可致肾盂积水。

6.不孕或流产

肌瘤压迫输卵管使其扭曲管腔不通,或使宫腔变形,影响受精或受精卵着床,导致不孕、流产。

7.继发性贫血

长期月经过多、不规则出血,部分患者可出现继发性贫血,严重时全身乏力,面色苍白、气短、心悸。

(二)体征

肌瘤较大时,可在腹部触及质硬、表面不规则、结节状物质。妇科检查时,肌壁间肌瘤子宫增大,表面不规则,有单个或多个结节状突起。浆膜下肌瘤外仅包裹一层浆膜,所以质地坚硬,呈球形块状物,与子宫有细蒂相连,可活动;黏膜下肌瘤突出于宫腔,像孕卵一样,所以整个子宫均匀增大,有时宫口扩张,肌瘤位于宫口内或脱出于阴道,呈红色、实质、表面光滑,若感染则表面有渗出液覆盖或溃疡形成,排液有臭味。

五、治疗原则

治疗原则需根据患者的年龄、症状、有无生育要求及肌瘤的大小等情况综合考虑。

(一)随访观察

若肌瘤小(子宫<孕2月)且无症状,通常不需治疗,尤其近绝经年龄患者,雌激素水平低落,肌瘤可自然萎缩或消失,每3~6个月随访一次;随访期间若发现肌瘤增大或症状明显,再考虑进一步治疗。

(二)药物治疗(保守治疗)

肌瘤大小在 2 个月妊娠子宫的大小以内,症状不明显或较轻,近绝经年龄及全身情况不能手术者,均可给予药物对症治疗。

1.雄性激素

雄性激素类常用药物有丙酸睾酮,可对抗雌激素,使子宫内膜萎缩,直接作用于平滑肌,使其收缩而减少出血,并使近绝经期的患者提早绝经。

2.促性腺激素释放激素类似物(GnRH-a)

GnRH-a 类常用药物有亮丙瑞林或戈舍瑞林,可抑制垂体及卵巢的功能,降低雌激素水平,使肌瘤缩小或消失,适用于肌瘤较小、经量增多或周期缩短、围绝经期患者。此类药物不宜长期使用,以免因雌激素缺乏导致骨质疏松。

3.其他药物

其他常用药物有米非司酮,作为术前用药或提前绝经使用,但不宜长期使用,以防产生拮抗糖皮质激素的不良反应。

(三)手术治疗

手术治疗为子宫肌瘤的主要治疗方法,若肌瘤大于等于 2.5 个月妊娠子宫大小或症状明显,出现贫血,应手术治疗。

1.肌瘤切除术

肌瘤切除术适用于年轻要求保留生育功能的患者,可经腹或腹腔镜切除肌瘤,突出宫内或脱出于阴道内的带蒂的黏膜下肌瘤也可经阴道或经宫腔镜下摘除。

2.子宫切除术

肌瘤较大,多发,症状明显,年龄较大,无生育要求或已有恶变者可行子宫全切。50 岁以下,卵巢外观正常者,可保留卵巢。

六、护理评估

(一)健康史

了解患者一般情况,评估月经史、婚育史,是否有不孕、流产史;询问有无长期使用雌激素类药物。如果接受过治疗,还应了解治疗的方法及所用药物的名称、剂量、用法及用药后的反应等。

(二)身体状况

1.症状

了解有无月经异常、腹部肿块、白带增多、贫血、腹痛等临床表现,了解出现症状的时间及具体表现。

2.体征

了解妇科检查结果,子宫是否均匀或不规则增大、变硬,阴道有无子宫肌瘤脱出等情况。了解 B 超检查所示结果中肌瘤的大小、个数及部位等。

(三)心理、社会状况

患者及家属对子宫肌瘤缺乏认识,担心肿瘤为恶性,对治疗方案的选择犹豫不决,因需要手术治疗而焦虑不安,担心手术切除子宫可能会影响其女性特征,影响夫妻生活。

七、护理诊断

(一)营养失调

营养摄入低于机体需要量,与月经改变、长期出血导致贫血有关。

(二)知识缺乏

缺乏子宫肌瘤疾病发生、发展、治疗及护理知识。

(三)焦虑

焦虑与月经异常,影响正常生活有关。

(四)自我形象紊乱

自我形象紊乱与手术切除子宫有关。

八、护理目标

(1)患者获得子宫肌瘤及其健康保健知识。

(2)患者贫血得到纠正,营养状况改善。

(3)患者出院时,不适症状缓解。

九、护理措施

(一)心理护理

评估患者对疾病的认知程度,尊重患者,耐心解答患者提出的问题,告知患者和家属子宫肌瘤是妇科最常见的良性肿瘤,手术或药物治疗都不会影响今后日常生活和工作,使患者消除顾虑,纠正错误认识,配合治疗。

(二)缓解症状

对出血多需住院的患者,护士应严密观察并记录其生命体征变化情况,协助医师完成血常规、凝血功能检查、备血、核对血型、交叉配血等。注意收集会阴垫,评估出血量。按医嘱给予止血药和子宫收缩剂,必要时输血、补液、抗感染或刮宫止血。巨大子宫肌瘤者常出现局部压迫症状,如对于排尿不畅者应予以导尿,便秘者可用缓泻剂缓解不适症状。带蒂的浆膜下肌瘤发生扭转或肌瘤红色变性时应评估腹痛的程度、部位、性质,有无恶心、呕吐、体温升高征象。需剖腹探查时,护士应迅速做好急诊手术前准备和术中术后护理。保持患者外阴的清洁干燥,如对于黏膜下肌瘤脱出宫颈口者,应保持其局部清洁,预防感染,为经阴道摘取肌瘤做好术前准备。

(三)手术护理

经腹或腹腔镜下行肌瘤切除或子宫切除术的患者,按腹部手术患者的一般护理进行护理,并要特别注意观察术后阴道流血情况。经阴道黏膜下肌瘤摘除术常在蒂部留置止血钳 24～48 小时,取出止血钳后需继续观察阴道流血情况,按阴道手术患者一般护理进行护理。

(四)健康教育

1.保守治疗的患者

此类患者需定期随访,护士要告知患者随访的目的、意义和随访时间。应3～6 个月定期复查,期间监测肌瘤生长状况,了解患者症状的变化,如有异常及时和医师联系,修正治疗方案。对应用激素治疗的患者,护士要向患者讲解用药的相关知识,使患者了解药物的治疗作用、使用剂量、服用时间、方法、不良反应及应对措施,避免擅自停药和服药过量引起撤退性出血和男性化。

2.手术后的患者

出院后 1 个月门诊复查,了解患者术后康复情况,并给予术后性生活、自我保健、日常工作恢复等健康指导。任何时候出现不适或异常症状,需及时随诊。

十、结果评价

(1)患者能叙述子宫肌瘤保守治疗的注意事项或术后自我护理措施。

(2)患者面色红润,无疲倦感。

(3)患者出院时,能列举康复期随访时间及注意问题。

参考文献

［1］刘楠楠.内科护理［M］.北京：人民卫生出版社，2021.

［2］关再凤，孙永梅.常见疾病护理技术［M］.合肥：中国科学技术大学出版社，2021.

［3］刘爱杰，张芙蓉，景莉，等.实用常见疾病护理［M］.青岛：中国海洋大学出版社，2021.

［4］周红梅.实用临床综合护理［M］.汕头：汕头大学出版社，2021.

［5］张薇薇.基础护理技术与各科护理实践［M］.开封：河南大学出版社，2021.

［6］奖争艳.外科护理技术［M］.上海：同济大学出版社，2021.

［7］高正春.护理综合技术［M］.武汉：华中科学技术大学出版社，2021.

［8］张晓霞，于丽丽.外科护理［M］.济南：山东人民出版社，2021.

［9］姜雪.基础护理技术操作［M］.西安：西北大学出版社，2021.

［10］陈素清.现代实用护理技术［M］.青岛：中国海洋大学出版社，2021.

［11］蔡华娟，马小琴.护理基本技能［M］.杭州：浙江大学出版社，2020.

［12］张俊英.精编临床常见疾病护理［M］.青岛：中国海洋大学出版社，2021.

［13］于翠翠.实用护理学基础与各科护理实践［M］.北京：中国纺织出版社，2022.

［14］吴旭友，王奋红，武烈.临床护理实践指引［M］.济南：山东科学技术出版社，2021.

［15］吕巧英.医学临床护理实践［M］.开封：河南大学出版社，2020.

［16］李秋华.实用专科护理常规［M］.哈尔滨：黑龙江科学技术出版社，2020.

［17］徐明明.现代护理管理与临床护理实践［M］.北京：科学技术文献出版社，2021.

[18] 于红,刘英,徐惠丽,等.临床护理技术与专科实践[M].成都:四川科学技术出版社,2021.

[19] 张海芝.实用常见疾病临床护理[M].北京:科学技术文献出版社,2021.

[20] 王岩.护理基础与临床实践[M].北京:化学工业出版社,2021.

[21] 王婷,王美灵,董红岩,等.实用临床护理技术与护理管理[M].北京:科学技术文献出版社,2020.

[22] 高淑平.专科护理技术操作规范[M].北京:中国纺织出版社,2021.

[23] 吴雯婷.实用临床护理技术与护理管理[M].北京:中国纺织出版社,2021.

[24] 张红芹,石礼梅,解辉,等.临床护理技能与护理研究[M].哈尔滨:黑龙江科学技术出版社,2022.

[25] 雷颖.基础护理技术与专科护理实践[M].开封:河南大学出版社,2020.

[26] 赵静.新编临床护理基础与操作[M].开封:河南大学出版社,2021.

[27] 张苹蓉,卢东英.护理基本技能[M].西安:陕西科学技术出版社,2020.

[28] 万霞.现代专科护理及护理实践[M].开封:河南大学出版社,2020.

[29] 刘峥.临床专科疾病护理要点[M].开封:河南大学出版社,2021.

[30] 周晓露,洪爱蓉.护理管理[M].重庆:重庆大学出版社,2019.

[31] 赵衍玲,梁敏,刘艳娜,等.临床护理常规与护理管理[M].哈尔滨:黑龙江科学技术出版社,2022.

[32] 蔡福满,郑舟军.护理管理学[M].杭州:浙江大学出版社,2019.

[33] 窦超.临床护理规范与护理管理[M].北京:科学技术文献出版社,2020.

[34] 洪梅.临床护理操作与护理管理[M].哈尔滨:黑龙江科学技术出版社,2021.

[35] 周晓丹.现代临床护理与护理管理[M].北京:科学技术文献出版社,2021.

[36] 任秋香.PDCA循环管理法对妇产科手术护理质量的影响分析[J].吉林医学,2023,44(1):222-224.

[37] 王延芬,李黄艳,刘艳,等.预见性护理在癫痫患者中的应用效果分析[J].基层医学论坛,2022,26(27):1-3.

[38] 雷蕾.脑出血患者行健康教育对护理效果和并发症的影响分析[J].中国医药指南,2023,21(3):139-142.

[39] 周梓琴.循证护理方案在预防导尿管相关性尿路感染中的应用效果[J].中国当代医药,2022,29(15):176-178.

[40] 李木琴.临床路径在子宫肌瘤患者围术期护理中的应用效果分析[J].基层医学论坛,2022,26(6):121-123.